ALCANÇANDO o
EMAGRECIMENTO

Dr. Adalho Fregona

ALCANÇANDO o
EMAGRECIMENTO

Novas atitudes, novos resultados

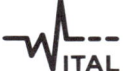

Todos os direitos reservados.
Copyright © 2024 by Editora Pandorga

Direção editorial
Silvia Vasconcelos

Produção editorial
Equipe Editora Pandorga

Preparação e Revisão
Henrique Tadeu Malfará de Souza

Diagramação
Marina Reinhold Timm

Capa
Lumiar Design

Ilustrações do miolo
Freepik (vetores), Shutterstock

TEXTO DE ACORDO COM AS NORMAS DO NOVO ACORDO ORTOGRÁFICO
DA LÍNGUA PORTUGUESA (DECRETO LEGISLATIVO Nº 54, DE 1995)

Dados Internacionais de Catalogação na Publicação (CIP) de acordo com ISBD

F859a	Fregona, Adalho
	Alcançando o emagrecimento / Adalho Fregona. - Cotia : Pandorga, 2024. 144 p. : il. ; 16cm x 23cm.
	Inclui índice. ISBN: 978.65.5579.281-2
	1. Saúde. 2. Emagrecimento. 3. Medicina. I. Título.
2024-2019	CDD 613.25
	CDU 613.24

Elaborado por Odilio Hilario Moreira Junior - CRB-8/9949

Índice para catálogo sistemático:
1. Saúde : Emagrecimento 613.25
2. Saúde : Emagrecimento 613.24

2024
IMPRESSO NO BRASIL
PRINTED IN BRAZIL
DIREITOS CEDIDOS PARA ESTA EDIÇÃO À
EDITORA PANDORGA
Rodovia Raposo Tavares, km 22
CEP: 06709015 – Lageadinho – Cotia – SP
Tel: (11) 4612-6404

www.editorapandorga.com.br

"Onde suas escolhas têm levado você? Será que elas vão ajudá-lo(a) a alcançar o emagrecimento e conduzi-lo(a) nesta jornada em direção ao corpo dos seus sonhos?

Lembre-se: permitir-se mudar é um dos segredos para concretizarmos nossos objetivos."

Dr. Adalho Fregona

SUMÁRIO

Introdução	8
01 - Um corpo dos sonhos é...	22
02 - Comer e emagrecer? É possível, sim!	40
03 - Sobrepeso e obesidade: como libertar seu corpo do estado inflamatório	54
04 - Comendo emoções	66
05 - Dietas: o que e quando comer	78
06 - Hormônios, medicamentos e manutenção do peso	100
07 - Intestino: entenda como o seu segundo cérebro impacta em toda a sua saúde	118
08 - Exercite o corpo, a mente e o espírito	132

INTRODUÇÃO

"O QUE VOCÊ QUER SER QUANDO CRESCER?"

Você pode não se recordar do que costumava responder quando lhe perguntavam isso na infância, mas o fato é que, quando nos questionavam sobre o que queríamos ser, nos permitíamos **sonhar**.

Imaginávamos ser professor, policial, bombeiro, cozinheiro, astronauta, médico... e acreditávamos tanto em nossa "fantasia" que, para nós, o lúdico se tornava o nosso real! Tudo era possível: decidíamos ser e, simplesmente, éramos. Viver e sonhar caminhavam juntos, como sinônimos.

Mas, à medida que crescemos, acabamos muitas vezes sucumbindo e deixando de lado a habilidade de acreditar que podemos nos transformar naquilo que queremos ser.

Talvez o sonho de infância tenha mudado ao longo dos anos, e tudo bem, pois é exatamente em um processo de evolução que nos descobrimos, fazendo escolhas e desvendando o que queremos para nós mesmos; o que jamais podemos perder é a capacidade de sonhar.

Esta tem sido a minha missão: ajudar pessoas a alcançarem sonhos. Como descobri quem queria ser? É como dizem: só podemos ensinar aquilo que aprendemos... e, para aprender, é preciso viver.

Considero-me uma espécie de "sonhador-realizador", ou alguém que procura transformar sonhos em conquistas. Como médico, tenho contribuído para que meus pacientes alcancem o sonho de uma vida saudável, o que não se limita a emagrecer por fins estéticos, mas também pelo bem-estar físico, mental, emocional, social e espiritual. Um dos ensinamentos que norteiam minhas ações e agora compartilho: "Não coloque limites nos seus sonhos, mas, sim, fé".

Nem sempre fui assim. Minha história começa ainda na cidade de Linhares, no Espírito Santo, quando decidi ser médico. Saí da casa dos meus pais aos 16 anos, em busca da oportunidade de seguir esse sonho. Consegui entrar na Unigranrio, do Rio de Janeiro, em 2008, de onde saí médico após seis anos de muito estudo e dedicação.

Ainda durante a faculdade, descobri uma das minhas vocações dentro da medicina, a Pediatria, por isso me especializei na área no Hospital Santa

Marcelina, em São Paulo. Foram dois anos de muito aprendizado e inspiração nesse hospital-escola, do qual guardo recordações para a vida toda.

E foi durante a residência que percebi que a medicina era muito mais do que hospital, remédio e doentes. Essa descoberta me incentivou a buscar uma nova formação, que me permitisse cuidar dos pacientes integralmente, com foco na promoção da saúde. Em meio a essa busca por "decidir ser o que eu queria", encontrei a medicina integrativa e a Sociedade Brasileira de Fisiologia, onde me pós-graduei em Fisiologia Hormonal e Longevidade Saudável, área em que atuo e da qual sinto muito orgulho.

Esse modelo de medicina preventiva surgiu nos Estados Unidos por volta dos anos 1990, com a intenção de quebrar o paradigma de que as pessoas precisam conviver com doenças inevitáveis. Há uma cultura de que, se você não sente nada, não tem nada; isso é uma ilusão. "Não sentir nada" é o que determina se você está ou não saudável. Aí está o erro: quando os sintomas de uma doença aparecem, tratar pode ser tarde.

Fiquei fascinado por essa ideia, e, à medida que eu fazia a pós-graduação, minha busca por conhecimento ficou ainda mais forte. Descobri outra vocação: ajudar as pessoas a realizarem seus sonhos.

Segui me especializando e me aperfeiçoando na área. Fiz uma segunda pós-graduação, em Medicina Esportiva, e hoje atuo com emagrecimento, hipertrofia, longevidade, podendo não só tratar doenças, mas também promover saúde.

A partir desse momento, minha vida também se transformou, porque, quando você foca num objetivo, você se entrega e consegue se realizar. Se hoje tenho me permitido ser quem eu quero – o que não é tarefa simples –, foi porque passei a reconhecer que todos os dias estarei um pouco diferente e, com isso, terei a oportunidade de mudar e evoluir. Nenhum de nós é igual ao que foi há cinco minutos, que dirá há anos, não é mesmo?

Pode parecer difícil de acreditar porque, no fundo, todos nós temos uma certa "teimosia" e crescemos escutando que "as coisas são como são". O fato é que as coisas não precisam ser de um jeito só – você não precisa ser de um jeito que não lhe traz felicidade! Temos o poder de transformação; basta querer, acreditar, planejar e agir. Ah, e se lembrar de que a transformação começa sempre de dentro para fora!

Eu acredito que se permitir mudar é um dos segredos para concretizarmos nossos sonhos. A medicina que eu escolhi praticar, que é a integrativa, vai ao encontro dessa visão, pois ela assiste o paciente física, mental e emocionalmente, observando-o não com base na doença, mas levando em consideração todas as suas esferas.

Para mim, não existe nada melhor do que ajudar as pessoas a encontrarem a felicidade e a saúde. E assim tem sido desde que saí da faculdade. Meu principal objetivo é contribuir para que mais e mais pessoas possam despertar para o potencial que têm de serem quem quiserem ser, abandonando escolhas que podem estar afastando-as dessa descoberta.

Recarrego minhas energias e ganho o dia quando recebo uma mensagem de alguém dizendo:

— Dr. Adalho, estou tão feliz! Consegui alcançar meu objetivo e perder os 10 kg!

— Dr. Adalho, quero te agradecer porque perdi 20 kg!

Saibam que eu é que agradeço, gente... considero uma honra participar da vida dos meus pacientes de uma maneira tão gratificante, levando-lhes saúde, alegria, realização.

Este livro foi concebido exatamente com o propósito de ampliar as possibilidades de ajudar mais e mais pessoas, abrindo novos canais de comunicação. Fico muito feliz em contribuir e participar da vida dos meus pacientes e, agora, da sua também. Estou certo de que verei você atingir seu sucesso. E o sucesso pode ser um quilo apenas, ou dez, ou trinta, não importa!

Seja qual for o seu sonho e quais forem os desafios que terá de vencer para chegar até lá, lembre-se: não tenha medo de dar o primeiro passo. Sei o quanto começar pode ser complexo.

Conte comigo para, juntos, darmos a largada ao que o(a) espera na linha de chegada. Quero ver você tomar essa decisão hoje!

Você está pronto(a)?

A maneira como cada um de nós tomamos decisões (sobre tudo) determina nossa vida, quem somos, como vivemos. Por exemplo, em determinado momento da minha vida, decidi ser médico. O que você decidiu ser eu não sei, mas suas decisões têm determinado sua vida, e a cada escolha uma renúncia. Você não terá saúde comendo besteiras todos os dias. Pense nisso! E isso desde o acordar, o que tomar no café da manhã, com que roupa sair etc. Tudo passa por decisões, as quais devem estar de acordo com seus objetivos e aonde você deseja chegar.

Tomar uma decisão, em qualquer nível, significa se comprometer com um resultado e abandonar toda e qualquer outra possibilidade. Mas é preciso uma coragem que muitas vezes não temos: a de quebrar a rotina, romper paradigmas, sejam quais forem, tomar aquela decisão determinante. E mais: de seguir, dia após dia, fiel ao que foi decidido, até que o seu objetivo seja atingido.

O que eu quero que você entenda é que, antes de mais nada, devemos refletir sobre nossas escolhas. Quem somos é reflexo daquilo que escolhemos. Quantas vezes você parou para analisar como suas escolhas estão afetando (positiva ou negativamente) a sua vida? Ademais: o que essas escolhas têm a ver com seus sonhos?

Aí que eu entro: minha missão neste livro é ajudar você a tomar uma decisão, a dar esse passo, a quebrar essa rotina e mudar seu estilo de vida.

Vem comigo?

> Antes de começarmos o primeiro capítulo, convido você a refletir: onde suas escolhas têm levado você? Será que elas vão ajudá-lo(a) a alcançar o emagrecimento e conduzi-lo(a) nesta jornada em direção ao corpo dos seus sonhos?

Essa é uma resposta que só você tem, por isso pode ainda não estar muito clara em sua mente. Ah, a mente... somos o que pensamos... portanto, a mente tem tudo a ver com as nossas escolhas.

O psicólogo Dacher Keltner, diretor do Laboratório de Interações Sociais da Universidade da Califórnia, em Berkeley, descobriu que é possível treinar nossa mente a partir de padrões positivos e/ou negativos de pensamento, que tanto podem nos levar à depressão e à ansiedade quanto à felicidade.

Se a sua felicidade está em ter o corpo que você considera saudável, basta adotar atitudes mentais e comportamentos coerentes com seus princípios, valores e objetivos. Isso quer dizer que podemos aprender a ser felizes e realizar nossos sonhos, desde que desejemos isso. Os pesquisadores explicam que é necessário exercitar a mente, buscando sempre focar em emoções e pensamentos positivos e atitudes direcionadas para um objetivo. Resumindo: é preciso foco!

Você quer mudar o seu corpo?
Então esteja focado(a):
Eu quero! Eu posso! Eu vou!
Agora, de nada adianta pensamento positivo sem uma ação correspondente. Por exemplo: seu foco é emagrecer, você mentaliza isso, trabalha sua

mente nesse sentido, mas continua sedentário(a) e visitando a geladeira em busca de guloseimas. Sinto informar, mas seu objetivo não será alcançado. Nada vai acontecer...

Seu corpo está fora de sintonia, trabalhando num outro sentido. É preciso foco: corpo e mente trabalhando juntos em busca do mesmo objetivo.

O psicólogo Martin Seligman, um dos pioneiros da Psicologia Positiva, diz que é possível alcançar a felicidade (e a felicidade aqui, para nós, significa um corpo saudável) se priorizarmos cinco áreas da nossa vida, que ele denominou PERMA:

- *Positive emotion* (emoção positiva).
- *Engagement* (compromisso/engajamento).
- *Relationship* (relacionamentos).
- *Meaning* (significado ou propósito).
- *Accomplishment* (realizações).

Traduzindo:

P (emoção positiva): ele reconhece que é impossível ter apenas bons pensamentos e emoções positivas, afinal os sentimentos negativos fazem parte da natureza humana. Mas ensina um exercício simples e eficiente que pode tornar seus pensamentos e emoções mais positivos.

E (engajamento): é o que eu disse de ter corpo e mente sintonizados num objetivo: estar conectado(a) e em sinergia com o que deseja. Ele diz que, quando estamos conectados com o que estamos fazendo, entramos em um estado chamado *flow* (fluxo/fluir). Sabe como é isso? É quando você se concentra fazendo algo que lhe interessa e o tempo passa sem que perceba. Isso torna a vida mais significativa e contribui para a felicidade e o bem-estar.

R (relacionamentos): somos seres sociáveis e temos a necessidade de estar em contato com outros; ou seja, seguir a matilha. Sabe aquela frase famosa, "diga-me com quem andas..."? É isso! Em outras palavras, a matilha é um agrupamento de indivíduos que convivem com os mesmos ideais. Se você convive com um grupo de pessoas que têm um comportamento saudável física e emocionalmente, tende a seguir esse caminho. Por isso é importante cultivar relações saudáveis e se distanciar das relações tóxicas. Se você quer ser magro(a), ter um corpo sarado etc., tenha amigos assim!

M (significado ou propósito de vida): alcançarmos o nosso melhor quando nos dedicamos, servimos ou pertencemos a algo maior do que nós mesmos. Isso pode ser na fé, no ambiente de trabalho, familiar, político ou até mesmo humanitário. Ao termos essas conexões com algo maior, construímos uma barreira eficaz contra a depressão, por exemplo. Trabalhe seus pensamentos e procure realizar coisas que lhe dão prazer e que fazem sentido para você!

A (realizações): tenha objetivos, mesmo que pequenos, como fazer uma caminhada diária de 30 minutos ou um jejum. A realização de uma pequena tarefa diária ajuda a construir a sua autoestima e lhe proporciona uma sensação de plenitude. Ela também reforça a autocrença: você é o que você pensa que é.

O empresário Henry Ford dizia: "Se você pensa que pode, ou se pensa que não pode, de qualquer forma você está certo". Ou seja: se acha que não consegue segurar a boca ou se levantar do sofá, calçar um tênis e sair para uma caminhada, com certeza vai ficar estagnado(a) e não vai sair do lugar. Pensamento positivo e atitude!

Estima-se que o ser humano tenha de 50 mil a 70 mil pensamentos por dia, a maioria negativos. Nosso desafio é transformar essa equação a nosso favor.

Pense assim:
— **Eu posso!**
— **Eu quero!**
— **Eu consigo!**
— **Só depende de mim!**

Faça disso um mantra em sua vida, em todos os aspectos.

No *best-seller* O *milagre da manhã*, Hal Elrod nos ensina que a única forma de conquistar tudo que desejamos na vida (inclusive ser magro(a)!) é nos tornando a pessoa que precisamos ser. Elrod diz que acordar todos os dias mais cedo para dedicar um tempo ao nosso desenvolvimento pessoal é o melhor caminho. Isso porque os primeiros acontecimentos da manhã impactam todas as decisões que tomaremos ao longo do dia.

O que você tem feito para emagrecer ou ganhar músculos?

Muitos pacientes vão até à clínica querendo mudar o corpo de maneira irresponsável, apelando para dietas malucas e medicações tarja preta ou aquelas vendidas pela internet, que prometem resultados milagrosos. Antes de mais nada, precisamos lembrar que tudo gira em torno de saúde. Quando pegamos um atalho e vamos pelo caminho mais curto, o temido efeito sanfona estará presente.

Sempre digo: **novas atitudes para novos resultados.** Não adianta achar que vai emagrecer comendo os alimentos a que está habituado(a) ou ganhar músculos sem treinar.

O físico alemão Albert Einstein disse certa vez: "Insanidade é continuar fazendo sempre a mesma coisa e esperar resultados diferentes". Eu aplico essa frase para a nossa realidade e objetivo: vamos levantar cedo e começar a mudar de vida. Vamos caminhar, nos exercitar...

Vamos fazer diferente.

Decida quem você quer ser... e pare de se autossabotar.

Sua vida pode ser uma comédia, uma aventura, uma história de superação ou de sucesso. Mas pode ser também um drama, uma tragédia ou a monotonia da não mudança, do não fazer nada...

Você decide!

Meu nome é Adalho Fregona, sou médico, e minha missão é ajudar pessoas a alcançarem sonhos. Para isso, você precisa apenas decidir. Venha comigo nessa viagem em direção ao corpo dos seus sonhos, a novas atitudes e novos resultados...

Lembre-se:

Não há mudança de peso sem transformação no comportamento.

Uma caminhada, por mais longa que seja, sempre começa com um passo.

Eu sou uma pessoa confiante, disciplinada e consigo atingir qualquer objetivo.

Esse é o meu primeiro passo nessa caminhada.

CAPÍTULO 1

UM CORPO DOS SONHOS É...

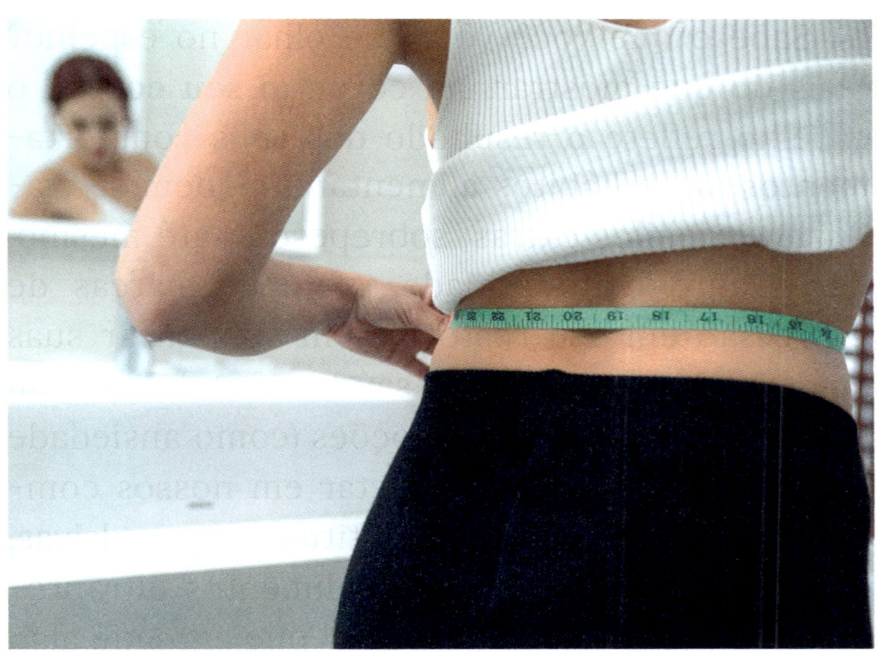

"A confiança em si mesmo é o primeiro segredo do sucesso."
Ralph Waldo Emerson

    Se você pudesse definir o corpo dos seus sonhos, como seria? Convido você a mentalizar agora uma imagem e refletir sobre o que sente em relação ao que "vê". Será que seria suficiente apenas caber em uma calça que já não servia? Será que emagrecer seria o bastante?

Mais do que perder peso ou conseguir vestir determinadas roupas, acredito que um corpo dos sonhos começa de dentro para fora. "Como assim, Doc?"

Sabe o que você vê ao se olhar no espelho? Mais do que mostrar um corpo **(o seu corpo)**, o espelho reflete o resultado dos seus comportamentos. Seus hábitos alimentares podem se traduzir em quilos extras, sobrepeso e, até mesmo, um quadro de obesidade. Algumas marcas de expressão em seu rosto podem simbolizar suas emoções e externar a sua saúde mental. Isso sem falar do quanto nossas emoções (como ansiedade e frustrações) podem impactar em nossos comportamentos e desencadear atitudes compulsivas, como comer demais e, pior, alimentos ultraprocessados, sem valor nutricional que agregue algo além de quilos extras.

Se nosso corpo é resultado de nossas experiências físicas, mentais e emocionais, faz sentido para você se eu disser que, para alcançar o corpo dos seus sonhos, é preciso, primeiramente, equalizar **você**, de dentro para fora?

Este corpo que tenho hoje já foi um "sonho". **O meu sonho.** Como o tornei realidade? O ponto de partida, sem dúvidas, foi me dispor a sair da minha "zona de conforto". Tive que "descascar as camadas da minha cebola" e lidar com comportamentos tão enraizados que sequer era capaz de perceber.

É como aquela parábola do sapo colocado em uma panela, que gradativamente é aquecida, e ele, por já estar ali, acostumado à situação, não sente a temperatura mudando, até que acaba sendo cozido. Assim pode acontecer conosco, quando nos acomodamos. Quando decidimos optar por "comer só mais um pão, tomar só mais um refrigerante...", o tempo passa, e quando nos damos conta, a soma de nossos "só mais um, só por hoje" se transforma na roupa que não cabe mais, ou pior, no diagnóstico de uma doença crônica que jamais imaginaríamos ter um dia. E se não estamos felizes com o que vemos no espelho, esse pode ser um sinal de que dentro de nós é tempo de mudar.

COMO VOCÊ SE SENTE?

Um dia, refleti exatamente que, se eu não procurasse rever minhas escolhas (sobre o que eu comia, o que eu pensava e como eu reagia a situações de estresse, por exemplo), poderia até perder peso e "voltar a vestir o velho jeans". Mas, se eu não imergisse profundamente em mim mesmo, avaliando e realinhando meus comportamentos, lamentavelmente nada mudaria. Poderia emagrecer fazendo alguma dieta? Sim. Mas será que eu conseguiria manter meu peso, mesmo sem tratar a raiz – ou raízes – que tinha me levado a estar acima do peso?

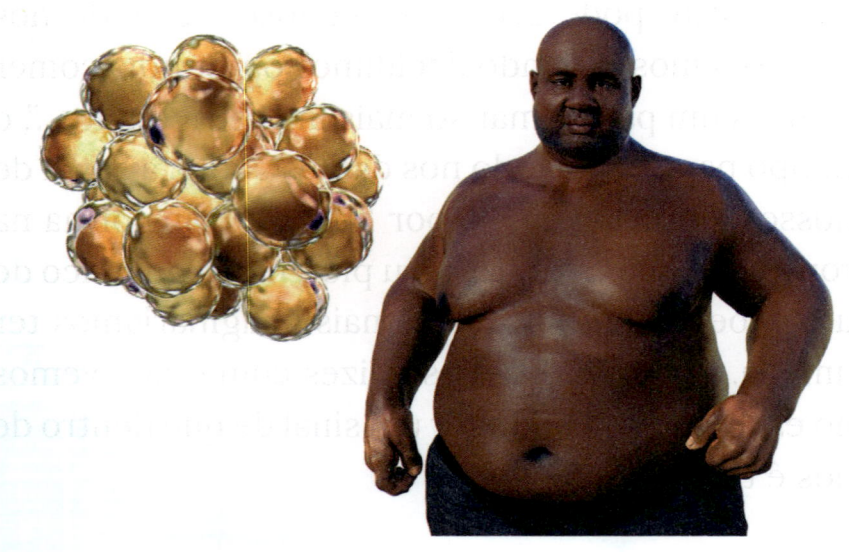

Sem identificarmos as causas que impactam nossa saúde física, mental e emocional, podemos ficar remando em círculos de 360°, ou seja, sem sair do lugar. Rodamos e voltamos para onde estávamos. Aliás, se você já viveu ou ouviu falar do "efeito sanfona" (EF), sabe bem do que estou falando (e falaremos sobre EF por aqui logo mais). Você pode até seguir a fórmula por algum tempo, mas vai acabar abandonando-a e voltar à vida sedentária e alimentação desregrada.

Por isso, lembre-se: o corpo dos seus sonhos precisa do seu protagonismo. **Eu quero, eu posso, eu consigo.**

Mudar de vida para estar bem fisicamente e feliz inclui fazer o que você gosta e o que você sonha. Mas que seja realmente o seu sonho. Porque isso é libertador.

> A pergunta "Como ter o corpo dos sonhos" aparece em aproximadamente 50 milhões de resultados no buscador Google. Portanto, se você está em busca do seu, saiba que não está (e nem um pouco) só.

CORPO DOS SONHOS E BIOTIPOS

Muitos me procuram dizendo:

— Doc, quero muito emagrecer. Queria muito ser como fulana e ter um corpo daqueles. É o meu sonho.

Se você já pensou isso, acredite, não está sozinho(a). Mas preciso lhe dizer que o corpo dos seus sonhos deve ser aquele adequado a você, ao seu biotipo, como veremos mais à frente.

Observe as imagens a seguir. Ao olhar para elas, com qual silhueta você mais se identifica?

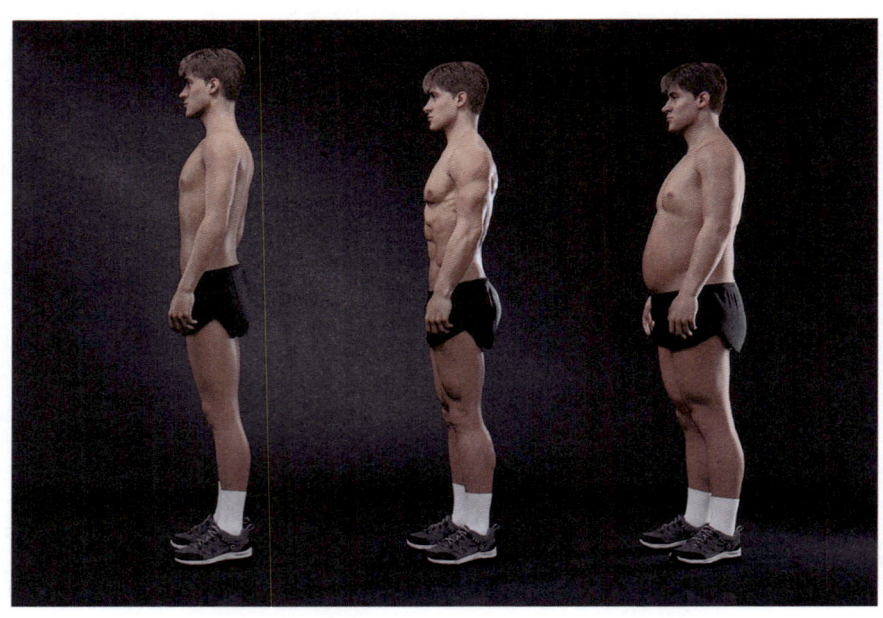

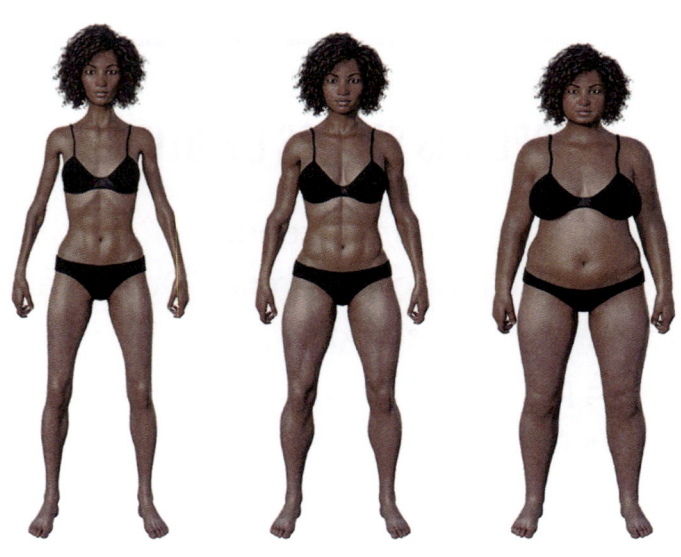

Será que você está mais para ectomorfo, mesomorfo ou endomorfo? Talvez ainda não tenha ouvido falar nesses termos, mas acredito que já tenha olhado ao redor e percebido que cada um de nós tem um corpo diferente, ou seja, um biotipo (ou somatotipo).

Foi na década de 1940 que o psicólogo norte-americano William Herbert Sheldon classificou os "estilos corporais". Desde então, nutricionistas, fisiologistas do exercício e médicos têm utilizado os biotipos para ajudar a preparar planos de condicionamento físico eficazes e individualizados. A maioria de nós é uma combinação única destes três tipos de corpo: ectomorfo, mesomorfo e endomorfo. Determinar o seu tipo poderá contribuir com o processo de ajuste dos seus hábitos alimentares e do seu treino e prática de atividade física. Vamos aos três modelos principais descritos por ele.

Ectomorfos: sabe aquela pessoa que pode comer à vontade, o que quiser, e dificilmente engorda? Esse modelo é o que Sheldon chamou de ectomorfo (uma pessoa de corpo magro, geralmente alta, esguia e que se adapta melhor às atividades de resistência). Tem uma estrutura óssea menor, ombros estreitos e, cintura fina, braços e pernas com músculos finos e longos, um metabolismo ultrarrápido. Por exemplo, a maioria das modelos que você vê desfilando em passarelas são ectomorfos.

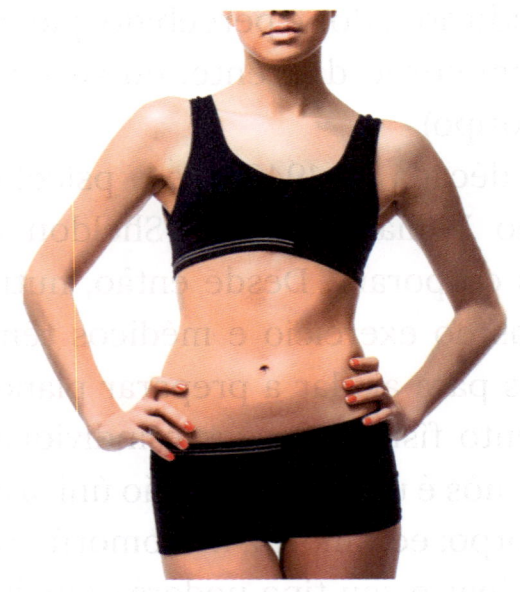

Se você tem esse biotipo, não precisa se preocupar com regimes e protocolos alimentares. Exatamente por ter um metabolismo muito rápido, que queima calorias com muita intensidade, deve-se concentrar em ganhar massa muscular magra por meio do treino com pesos e prestar bastante atenção à alimentação.

Se você é ectomorfo, precisa ingerir alimentos de alta qualidade nutricional com frequência saudáveis e completos, além de suplementos multivitamínicos e minerais. Em contrapartida, quem tem esse biotipo tem mais dificuldade para ganhar peso, gordura corporal e desenvolver massa muscular (diferente da maioria de nós, reles mortais, que engorda só de passar na frente da padaria!).

Isso pode parecer maravilhoso, mas também pode ser um problema, porque a pessoa fica com uma característica mais frágil e pode vir a ter problemas de saúde. Por isso, recomendo sempre aos ectomorfos que trabalhem a musculatura e mantenham um regime adequado. Com isso, é possível melhorar o desempenho no treinamento e facilitar a conquista de resultados.

Outro aspecto a ser levado em consideração: há pessoas que são compostas por mais de um biotipo. Nesses casos, apenas um profissional treinado conseguirá identificar, com detalhes, o modelo desse corpo e, com isso, poderá traçar um plano de treinamento, uma dieta etc. Eu não vou entrar nesses detalhes aqui, porque só complicaria nossa questão; apenas estou lembrando de que é preciso conhecer bem essas diferenças – e, por isso, contar com ajuda especializada é superimportante – para programar os seus treinos e a sua dieta de acordo com a sua genética, biotipo e demais individualidades, conforme preconizado pela medicina integrativa.

Se você é um(a) ecto muito franzino(a) e quer ganhar peso (músculos) com saúde, o ideal é fracionar as refeições em pelo menos sete vezes por dia e começar pelos pratos quentes, não pela salada. Essa é apenas uma dica superficial; você precisa de um médico que inicialmente avalie se não tem algum problema associado, como hipertireoidismo, que causa um funcionamento excessivo da glândula tireoide, fazendo a pessoa perder peso ou impedi-la de ter ganhos musculares, mesmo comendo muito.

Se não houver nenhum problema de saúde e for apenas uma questão de ser magro(a) por genética, um nutricionista poderá ajudá-lo(a) a montar uma dieta que mantenha os vários nutrientes fundamentais para o organismo, como vitaminas, proteínas, minerais etc., em níveis normais. Sem esse cuidado, você pode desenvolver anemia por deficiência de ferro, edemas (inchaço) por falta de proteínas, quedas da pressão arterial e ficar mais suscetível a infecções (imunidade baixa). Em caso de nutrição desbalanceada e sedentarismo, os ectomorfos podem não atingir o excesso de peso (a menos que tenham outra característica associada), mas podem desenvolver barriga, enquanto o resto do corpo (especialmente os braços e as pernas) permanecem extremamente finos, então tenha cuidado!

Por exemplo, não adianta se encher de guloseimas como chocolates, frituras e refrigerante, que não nutrem o corpo e podem tirar o apetite. É preciso ter uma alimentação balanceada, com porções de carboidratos e alimentos calóricos, mas nutritivos, e não de "energia vazia".

Se você é ectomorfo, consuma muita proteína e carboidratos, levantamento de peso regularmente e não exagere nas atividades aeróbicas. **Apenas porque você é magro(a) não significa que você é saudável, então leve sua dieta e boa forma a sério.**

Mesomorfos: são aqueles com corpo naturalmente atlético, que possuem uma estrutura óssea maior, com peito e ombros muito largos, de tamanho médio e uma quantidade considerável de músculos e massa magra. Também são privilegiados pela natureza, mas isso não quer dizer que, se você é meso, pode relaxar. Lembre-se de que nem todo mundo tem apenas uma característica corporal e que não se ganha músculos sentado(a) no sofá.

O mesomorfo tem uma tendência maior a ter um corpo atlético e facilidade para ganhar músculo e massa magra, mas precisa treinar e se alimentar corretamente, como todo mundo. Aliás, o foco deve estar nos treinos; quem tem esse tipo

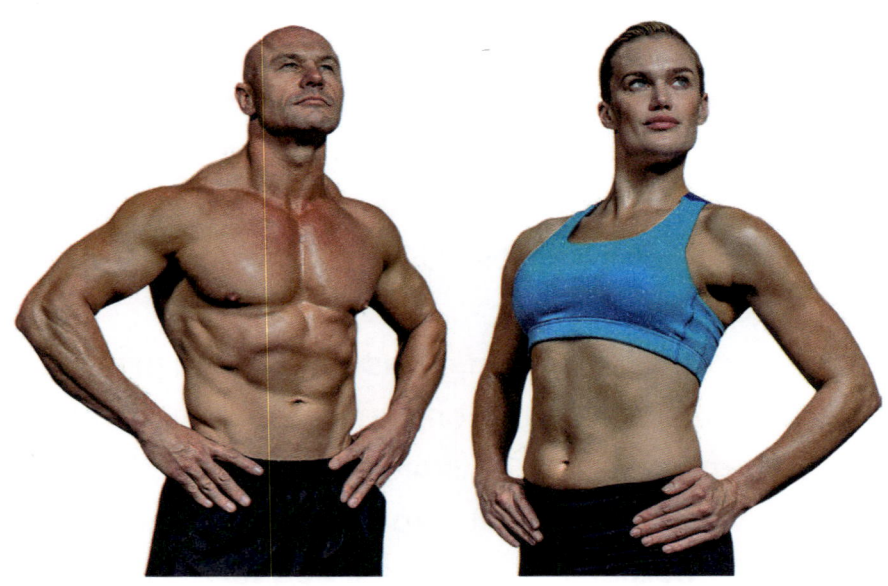

de corpo deve fazer treinos de alta intensidade, com cargas elevadas.

Na alimentação, o segredo para quem tem esse modelo corporal é consumir proteínas, de preferencialmente de alta qualidade e distribuídas ao longo do dia, uma quantidade moderada de carboidratos (preferencialmente aqueles com baixo índice glicêmico) e gorduras saudáveis. Esse biotipo, ao contrário do ectomorfo, pode ganhar peso sim! O ectomorfo dificilmente será obeso, mas o mesomorfo pode ganhar peso se não tiver uma dieta nutritiva e balanceada, evitando alimentos com pouco valor nutricional consumindo menos besteiras como balas, doces etc.

Apesar de a gordura ser metabolizada com certa facilidade e a quantidade de calorias não interferir muito no tipo físico, os mesomorfos precisam manter uma dieta combinada com atividades físicas regulares, ou a coisa desanda.

Resumindo, se você tem esse biotipo, precisa sempre queimar o excesso de gordura, aumentar a resistência e se manter em forma; fazer exercícios de força, como musculação, e ter uma alimentação regrada, consumir carne, legumes, peixe e diferentes proteínas, evitando doces e pães.

Se você é mesomorfo, levante peso e participe de atividades aeróbicas regularmente. Não se preocupe em ficar "volumoso(a)", mas tome cuidado com os crescentes ganhos de gordura.

Endomorfos: é aqui que mora o perigo. Os endomorfos são aquele tipo de pessoa que têm uma estrutura óssea maior e muita facilidade para acumular gordura, e em geral possuem baixa estatura. Não sei se você conhece alguém assim (!!!), mas é o tipo que engorda só de olhar para um pãozinho, que mencionamos anteriormente. Esse biotipo tende a ser naturalmente menos ativo e a ter mais dificuldade em queimar o excesso de calorias, que normalmente acabam armazenadas como gordura.

As mulheres tendem a ter uma estrutura mais "cheinha", com mais curvas, quadris largos e uma maior porcentagem de gordura corporal, porém com ombros, tornozelos e pulsos mais estreitos. É fácil identificar um endo pela sua tendência de

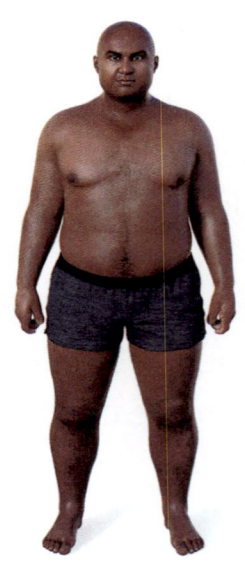
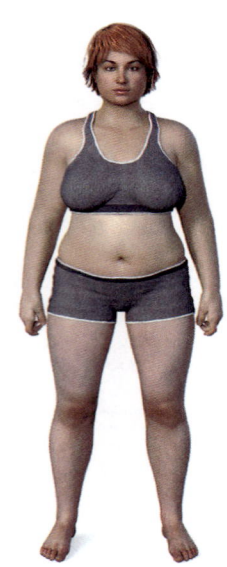

acumular gordura corporal, geralmente associada a uma *preguiça* para fazer exercícios físicos.

Esse modelo corporal é mais comum entre os europeus e seus descendentes. São pessoas de metabolismo lento, sedentárias, propensas a consumir mais doces e/ou produtos gordurosos e com facilidade para ganhar peso, mesmo quando a quantidade de calorias total ingerida diariamente não é muito alta. Por isso, quem tem esse biotipo não pode relaxar nunca. Precisa fazer refeições menores e mais frequentes para aumentar o metabolismo e manter os níveis de energia mais estáveis, além de se dedicar mais aos exercícios, principalmente os cardiovasculares.

O segredo para endomorfos que desejam manter o peso é, sem dúvida, focar na dieta, com muita atenção aos índices glicêmicos, limitando ao máximo os carboidratos e dedicando-se regularmente rotinas de treino que favoreçam a queima de gordura.

Se você é endomorfo, pode se beneficiar do uso de pesos moderados e da manutenção de um ritmo de treinamento relativamente rápido. Fazer o coração bater diariamente com algum tipo de atividade é uma boa ideia para a saúde e queima de calorias. Se você está trabalhando muito e ainda assim ganhando peso, a resposta provavelmente está na cozinha.

Como deve ter percebido, uma dieta balanceada, adequada ao seu biotipo, aliada a um programa de treinamento e exercícios físicos, é fundamental, seja qual for o seu modelo corporal. Além disso, manter o foco, o otimismo e a mente aberta sempre é bem-vindo.

Seja qual for o seu biotipo, mantenha o foco no seu sonho e trabalhe para que ele se realize. Saiba que, apesar da genética, é possível modificar o seu corpo e ter boa saúde. Claro que, se for endomorfo, jamais vai conseguir ter o metabolismo de um ecto, mas pode se aproximar desse modelo com a dieta certa e um programa de exercícios adequado. Ter um biotipo ou outro não é uma sentença, nem foi essa a intenção do psicólogo William Sheldon. A ideia é que, uma vez identificado um modelo, se possa trabalhar com foco nas características genéticas dessa pessoa.

As pessoas cujos antepassados viveram há muitos séculos em regiões frias e que tinham de sobreviver ao inverno são as que engordam mais facilmente. Sem tais reservas de gordura, esses antepassados teriam morrido de fome em pouco tempo. Por isso, o endomorfismo é mais comum entre os europeus, por exemplo.

Se você é endo e tem de enfrentar uma luta diária contra a balança, talvez se sinta geneticamente prejudicado(a), mas do ponto de vista evolutivo ter um corpo com facilidade para estocar energia é (ou era, né?) uma maravilha! Imagine, em uma época de comida escassa, a vantagem que você teria sobre um ectomorfo.

O que estou dizendo é que precisamos entender nosso corpo, suas nuances, para podermos trabalhar adequadamente nossas características. Não há um modelo perfeito, nem melhor que o outro. Cada um é cada um, e *vive la différence* ("viva a diferença", em português), como dizem os franceses.

Lembre-se:

Só você pode dizer quais devem ser seus sonhos.

Ter esse ou aquele modelo corporal não significa nada. Muitos atletas e fisiculturistas começaram como ectomorfos ou endomorfos e lutaram contra o peso e a tendência ao sedentarismo.

Eles tiveram de aprender a superar suas tendências naturais e assumir o controle de suas vidas, e você também pode!

Basta querer, mas querer verdadeiramente!

CAPÍTULO 2

COMER E EMAGRECER? É POSSÍVEL, SIM!

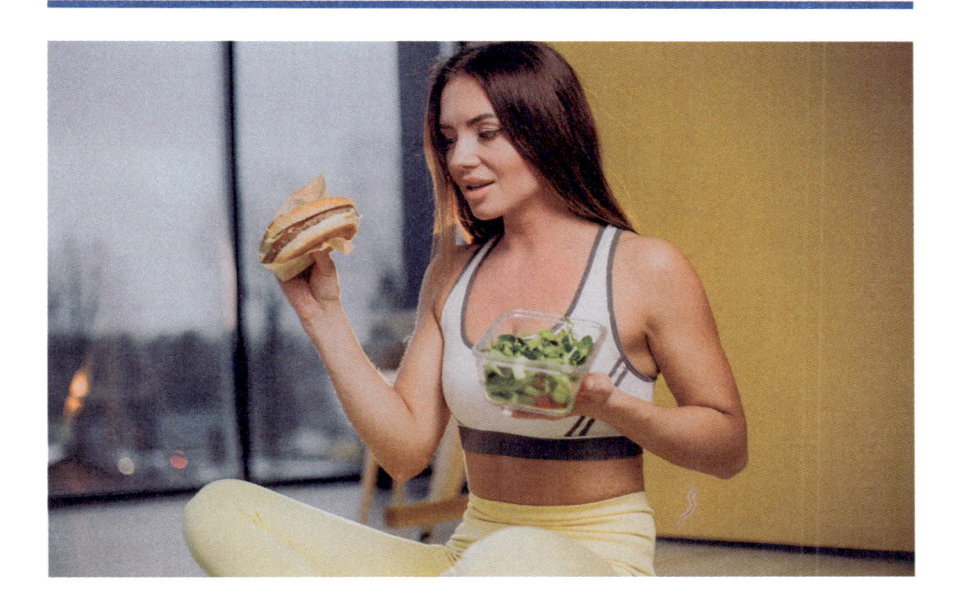

"Para conquistar o corpo que você quer, é necessário ter força de vontade, do contrário, ele nunca vai ser mais que um sonho."

Dr. Adalho Fregona

— Dr. Adalho, dá para eu emagrecer... comendo? Por curiosidade, resolvi procurar na web qual era o número de vezes em que as pessoas faziam esse questionamento ou buscavam por termos como "emagrecer comendo". O resultado é impressionante: mais de 19 milhões de pessoas faziam essas buscas. Mas qual seria a justificativa para que tantas pessoas queiram saber se é possível perder peso enquanto continuam comendo?

Respondo a essa questão lançando para você a seguinte pergunta: o que significa este "comer"? De que tipo de alimento estamos falando? Será que é de verduras, legumes, proteínas, ou será que estamos falando de embutidos, frituras, doces e coisas do gênero?

Não é raro receber em meu consultório pessoas que chegam com aquela ideia equivocada sobre o que é comer saudável. Eu mesmo já confiei em sucos de caixinha, néctares cheios de açúcar refinado, ou naquele produto *light*, na esperança de que peito de peru com queijo branco me deixaria *fitness*. Quem nunca, não é mesmo?

Cada um desses produtos, denominados de ultraprocessados, tem em sua composição ingredientes que lembram até um laboratório de química, com tantas palavras e códigos para demonstrar o que há em suas composições. Se traduzíssemos de maneira bem simples, para o bom português, leríamos ali: "cuidado, veneno".

Inclusive, se você deseja ganhar 10 kg em dois meses, pergunte-me como, e eu lhe direi que o caminho para ganhar peso, e, de quebra, perder saúde e qualidade de vida, está exatamente no consumo – e geralmente exagerado – desses "alimentos".

Acha que estou exagerando? Tenho como provar. Enquanto escrevo este livro, me propus a ser cobaia de como engordar 5 kg por mês e, ao final de dois meses, bater a marca de 10 kg. Chamo isso de "Desafio Efeito Sanfona do Dr. Adalho Fregona". Vou ganhar peso e, depois, emagrecer novamente.

Quero mostrar tudo o que acontece na vida de uma pessoa que está ganhando peso, algo que ninguém mostra. Isso parece estranho ou perigoso para você? Realmente, é! Com isso, espero que sirva de aprendizado para que não cometam meus erros. Em meu Instagram, compartilho minha dieta, minha alteração de peso, gordura corporal e outros indicadores. Em apenas sete dias comendo *junk food*, sem meu jejum intermitente e minhas rotinas, dá para notar a diferença em minha circunferência e meu rosto. Dá para acreditar? (Se você me viu no Instagram durante esse período, sabe do que estou falando; se ainda não, visite @dradalhofregona ou busque #desafiosanfonafregona).

Meu propósito, como mencionei no início deste livro, é ajudar pessoas como eu, como você, a alcançarem seus sonhos. E conquistar saúde por meio da manutenção do peso é apenas um meio de alcançar objetivos.

"Mas, Doc, você é maluco?" Quero mostrar que todos podemos conseguir! Eu quero, eu posso, eu consigo! Para mim, é mais que um mantra, é uma verdade que inclusive convido você a repetir para si, sempre que precisar! Use, e use sem moderação! O Doc recomenda!

Esse desafio será assunto, quem sabe, para um próximo livro. O que acha? Me aguarde!

DICAS DO DOC

1. Pare de focar no peso: O EMAGRECIMENTO DEVE SER CONSEQUÊNCIA DE MUDANÇAS DE COMPORTAMENTO (ALIMENTAÇÃO, EXERCÍCIOS FÍSICOS ETC.), E NÃO O OBJETIVO PRINCIPAL DO SEU PROCESSO. A SAÚDE NÃO DEPENDE DE UM DETERMINADO PESO IDEAL, MAS SIM DE UM CONJUNTO DE COMPORTAMENTOS SAUDÁVEIS. É COMUM QUERER PERDER PESO PARA AGRADAR AOS OUTROS, COMO OS AMIGOS OU O(A) NAMORADO(A), MAS MUITOS ESTUDOS APONTAM QUE AS DIETAS TÊM MELHORES RESULTADOS QUANDO A MOTIVAÇÃO VEM DE DENTRO. FOQUE NOS SEUS OBJETIVOS, E NÃO NOS DOS OUTROS.

2. Trace metas realistas: DEFINIR METAS PODE AUXILIAR NAS MUDANÇAS DE COMPORTAMENTO E, CONSEQUENTEMENTE, IMPULSIONAR A MOTIVAÇÃO PARA EMAGRECER. COM A ORIENTAÇÃO DE UM PROFISSIONAL DE SAÚDE, VOCÊ PODE ESTABELECER OBJETIVOS E DESENVOLVER ALGUNS PASSOS PARA ATINGI-LOS. ESTUDOS MOSTRAM QUE MANTER UM DIÁRIO ALIMENTAR AUMENTA AS CHANCES DE PERDER OU MANTER O PESO, SENDO UM FATOR DE MOTIVAÇÃO E SUCESSO. À MEDIDA QUE VOCÊ COMEÇA A VER RESULTADOS, MOTIVA-SE AINDA MAIS A SEGUIR ADIANTE. ACREDITE: É POSSÍVEL PERDER PESO DE FORMA RÁPIDA E SUSTENTÁVEL!

3. Não desanime: ISSO É ESSENCIAL PARA NÃO PERDER A MOTIVAÇÃO DURANTE O PROCESSO DE EMAGRECIMENTO. MUDAR É UM PROCESSO GRADUAL E DINÂMICO, SOMOS SERES HUMANOS E, NÃO MÁQUINAS QUE REPETEM AS MESMAS AÇÕES. NO PROCESSO DE MUDANÇA, ENCONTRAMOS DIVERSOS OBSTÁCULOS QUE NÃO DEVEM NOS DESENCORAJAR, MAS SIM SER CONSIDERADOS PARA COMPREENDER NOSSAS DIFICULDADES. EVITE PENSAMENTOS DERROTISTAS, DE QUE SERÁ APENAS MAIS UMA TENTATIVA FRUSTRADA. ESSE PENSAMENTO PESSIMISTA FAZ COM QUE O CÉREBRO ESTEJA PREDISPOSTO A ACEITAR UMA DERROTA MAIS FACILMENTE, E, COM ISSO, DIMINUINDO A DEDICAÇÃO NECESSÁRIA PARA ALCANÇANDO A VITÓRIA.

LEMBRE-SE SEMPRE: VOCÊ QUER, VOCÊ PODE, VOCÊ CONSEGUE... SÓ VAI!

EMAGRECER: DESAFIO X SOLUÇÃO – EIS A QUESTÃO!

— Ah, Doc, queria emagrecer, mas não consigo. Faço dieta e de nada adianta. Sempre volto à estaca zero.

Conhece alguém assim? Geralmente, quem é assim pensa que para emagrecer é preciso aderir a dietas malucas, que trazem efeitos pouco duradouros ou, pior, fazem você oscilar entre perder e ganhar peso (o famoso efeito sanfona). Este é o típico sabotador do emagrecimento: não ver resultados nas dietas que está fazendo e se autossabotar.

Se você se sente assim, comece a observar o seu processo de emagrecimento como um desafio e uma solução! Desafio porque requer mudança de vida e de comportamentos. Solução porque você terá, como resultado, mais saúde, qualidade de vida e disposição!

A maneira como encaramos nossas batalhas é responsável pelos resultados que alcançamos, por isso eu acredito e pratico tanto a motivação. Não como uma simples autoajuda, mas como combustível para seguir em frente. Viver desmotivado é viver estagnado.

Isso se aplica tanto na minha vida pessoal, com minha família e amigos, quanto na minha vida profissional, em minha clínica, atendendo aos meus pacientes, ou nas redes sociais, com todos que me acompanham.

Com frequência recebo pacientes em meu consultório com medo de emagrecer e recuperar o peso perdido, com histórico de desistência na busca pela saúde e pelo corpo dos sonhos. Isso é realmente muito triste, porque você se esforça tanto, se priva de tantas coisas para obter um resultado e, do nada, volta a engordar, às vezes ainda durante a dieta.

Esse vaivém, de ganho e perda de peso, desmotiva até os mais "motivados". Por isso, uma das abordagens nas quais acredito é a do emagrecimento rápido. Exatamente por possibilitar ver resultados, essa abordagem tem boas chances de se sustentar em longo prazo, e a pessoa não desiste do processo no meio do caminho.

Como isso funciona? É um conjunto de ações, as quais incluem conhecer o biotipo, anamnese, exames, alinhar a alimentação e, até mesmo, uma dieta restritiva, práticar exercícios, tratar e identificar as possíveis razões para o ganho e/ou a não perda de peso. Tudo isso é claro, com acompanhamento de um médico, nutricionista e outros profissionais envolvidos.

Para emagrecer, é necessário um planejamento que atenda às necessidades e individualidades de cada pessoa. O ideal é seguir um plano nutrológico, com acompanhamento integral e bioimpedância, exame que identifica a composição corporal por meio da quantidade de água, ossos, gordura e músculos.

Me diga: tem coisa melhor do que se propor a seguir um caminho e começar a perceber que sua escolha é exatamente aquela que o(a) levará onde deseja? Que você acertou? Sabemos que os erros de ontem são as ferramentas para os acertos do hoje!

Acredito em transformação real, para pessoas reais. Por isso, sou eterno defensor e adepto convicto de que o sucesso depende apenas de cada um de nós.

Assim é com o emagrecimento. Consequentemente, ao constatar que perdeu peso, o paciente se sente mais motivado a prosseguir com sua rotina saudável, seja na dieta, seja nos exercícios, aproximando-se cada vez mais dos resultados que almeja. Com meus pacientes, incentivo a perda de peso rápida, com motivação constante.

É preciso conhecer o paciente integralmente, seus costumes, gostos, desgostos, ou seja, sua realidade. Pode ser que funcione adotar dietas que proporcionem a perda gradativa e constante de peso. Agora, para a grande maioria, é preciso dar um arranque, um pontapé inicial. É como quando aprendemos a andar de bicicleta: no começo, alguém precisa segurar você, para que possa se equilibrar, até ganhar confiança e seguir sozinho(a).

Imagine que, como paciente, você precise perder mais ou menos 10 kg. Você se sentiria motivado(a) fazendo dieta e exercícios todos os dias, porém perdendo 1 kg por mês? Você precisaria de 10 meses para perder esses 10 kg! Geralmente, a maioria não passa dos dois meses e, desmotivada, desiste.

Quando você sobe na balança e ela mostra que você perdeu 1, 2, 3 kg, você se anima a seguir com a dieta e com os exercícios, e é isso que quero que você sinta. Então, se você perder os 10 kg em um mês, será muito mais fácil a gente entrar com um protocolo de manutenção, para que não volte a engordar...

A motivação está totalmente atrelada ao sucesso, não apenas do seu processo de emagrecimento, mas de todas as demais esferas de sua vida.

> Motivação!
> Para se manter motivado(a), adote estas duas ações:
> 1ª. Determinação: foco, objetivo de vida, entrega. Você quer, você consegue, mas você tem de realmente querer, estar determinado(a), resoluto(a) e renunciar a tudo mais para chegar lá.
> 2ª. Mudança: de vida, novo estilo, novo rumo, projeto de longo prazo. Alimentação equilibrada, exercícios físicos e muita determinação. Mas não por 1 mês... Para a vida inteira.

ALIMENTAÇÃO PRÓ E CONTRA EMAGRECIMENTO

Emagrecer comendo... sim! Como eu já disse, você pode perder peso comendo! A questão não é o ato de comer, mas sim o que comer.

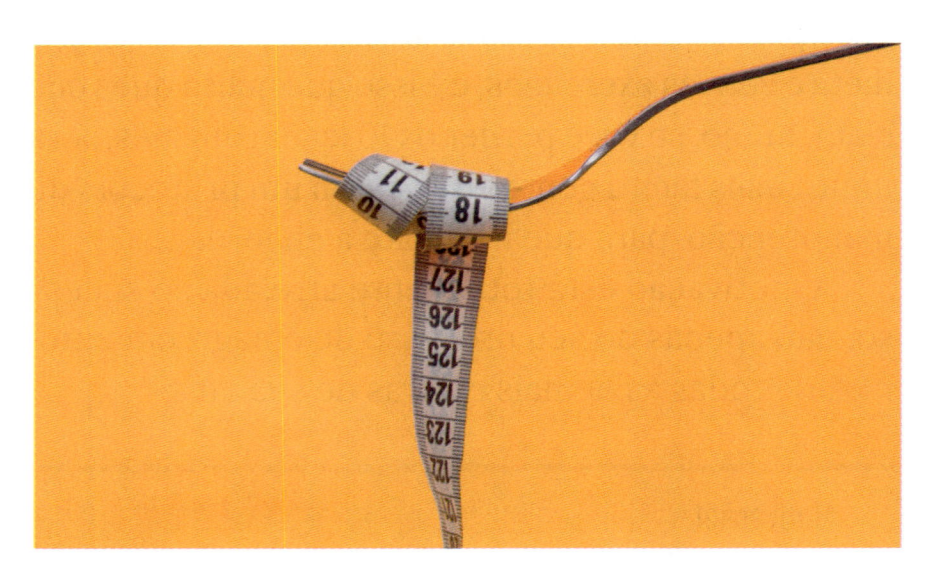

Se na vida há o bem e o mal, na alimentação também existem os alimentos pró e contra emagrecimento. De um lado, estão os ultraprocessados, que inclusive mencionei no início do capítulo. Tenho certeza de que eles fazem ou ao menos já fizeram parte da sua vida. Quer ver? Congelados de marcas famosas, refrigerantes, embutidos (presunto, peito de peru), produtos refinados (farinhas de trigo ou açúcares), carnes processadas, sucos e néctares de caixinha, macarrão instantâneo, *fast food* etc, entre outros.

Do outro lado, a boa e velha comida de verdade. Aquela que você descasca e não desembrulha, ou seja, comida sem aditivos químicos, como conservantes, corantes, anilantes, todo tipo de açúcares e outros ingredientes extremamente maléficos.

Grave isto: para emagrecer, seu organismo deve ser alimentado de forma saudável. Você deve fechar a boca, sim, mas para determinados alimentos que vão prejudicar sua perda de peso, como açúcar, carboidratos simples e gorduras ruins.

— Dr. Adalho, mas eu nunca mais devo comer minha *pizza* favorita ou tomar meu refrigerante de cola de estimação?

Considero "nunca" um termo que devemos tratar com muito cuidado. Por natureza, nós, seres humanos, não lidamos muito bem com as negativas "não", "nunca". Sendo assim, pense que para tudo que é regra pode haver exceção, desde que não se transforme em manipulação e recaia na autossabotagem. "Como assim?"

Simples. Quer comer esporadicamente um dos seus alimentos de estimação, aqueles que "reconfortam" emocionalmente? Tudo bem! O que não pode é virar rotina, dia a dia... pois o risco é de "sanfonar", ganhar quilos extras e andar casas para trás no tabuleiro da vida.

Motivação é um exercício. É olhar para os velhos hábitos alimentares e entender que não está perdendo algo, e sim ganhando. Abrir espaço para o novo é libertador e transformador!

Cinco dicas simples, mas que valem ouro

1. Coma mais alimentos frescos e preparados em casa.
2. Prefira consumir os alimentos em seu estado natural, evitando os ultraprocessados.
3. Prefira água e evite ao máximo refrigerantes e outras bebidas açucaradas.
4. Faça a escolha de qual prato consumir, de forma consciente.
5. Evite comer por motivos emocionais. Quando algo bom acontecer, por exemplo, não use a comida como forma de comemoração.

Para lembrar sempre!

A comida que você ingere hoje terá reflexo no seu futuro. Se você faz refeições saudáveis, terá um corpo saudável, e o contrário também acontece! Se come porcaria, seu corpo ficará doente! Então, qual caminho você escolhe: da saúde ou da doença?

Cinco dicas para manter a motivação

1. Acredite em você. Sim! Você pode e você consegue.
2. Tenha sonhos, mas seja realista e estabeleça metas.
3. Nunca desista de lutar, mesmo que lhe digam o contrário.
4. Pense positivo e nada de reclamações, porque isso só te derruba.
5. Comemore suas conquistas. Perdeu 1 kg? Já é uma vitória!

CAPÍTULO 3

SOBREPESO E OBESIDADE: COMO LIBERTAR SEU CORPO DO ESTADO INFLAMATÓRIO

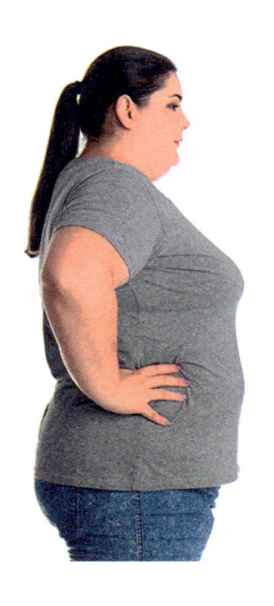

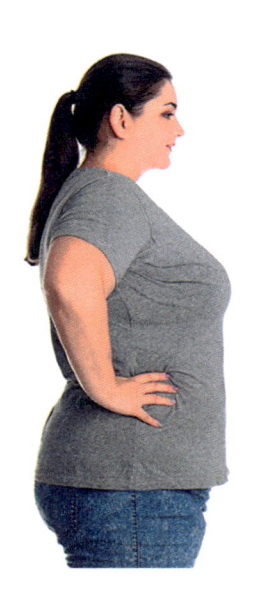

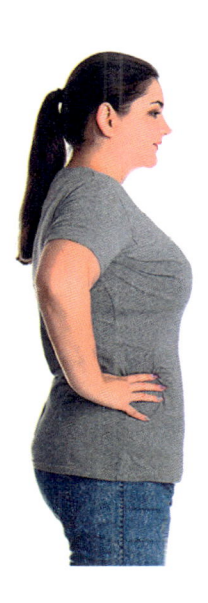

"Não crie limites para si mesmo.
Você deve ir tão longe quanto sua mente permitir.
O que você mais quer pode ser conquistado."

Mary Kay Ash

O século XXI pode ser considerado o período das pandemias. Refiro-me a "pandemias", no plural, pois não enfrentamos apenas a covid-19, doença causada pelo considerado "novo coronavírus" (SARs-CoV-2), que assolou o mundo, sobretudo nos anos de 2020 e 2021.

Falo aqui da "pandemia da obesidade e do sobrepeso". Multifatoriais, ambas as condições são consideradas problemas de saúde pública. Temos travado uma batalha que na verdade é milenar, mas que se acirrou ainda mais nos últimos 16 anos, pelo menos. Nesse período, o número de pessoas obesas ou acima do peso dobrou: mais de 25% dos brasileiros são obesos e 60% de nossa população apresentam sobrepeso, conforme apresentado em 2020 no levantamento do Instituto Brasileiro de Geografia e Estatística (IBGE). Segundo a Organização Mundial da Saúde (OMS), há aproximadamente 300 milhões de pessoas obesas ou em sobrepeso ao redor do globo.

Quero compartilhar esses números não para assustar ou ser alarmista, mas para mostrar a você, que está lendo este livro e se encontra em uma dessas condições, ou alguém que você ama, que vocês não estão sozinhos. Por que é importante saber disso? Para que você se lembre de que **milhares de pessoas que um dia foram obesas ou estiveram com sobrepeso conseguiram virar o jogo e mudar sua história!**

Tenho acompanhado, ao longo dos anos cuidando dos meus pacientes, transformações reais de pessoas que saíram da condição de "fadadas a desenvolver comorbidades, candidatas a desenvolver doenças como diabetes, hipertensão, câncer e tantas outras", e conquistaram o *status* de saúde e qualidade de vida. Tornaram-se fortes candidatas a atingirem uma longevidade sustentável – o que, cá entre nós, é uma das mais extraordinárias conquistas que podemos almejar, visto que nos próximos anos viveremos em um mundo composto, em sua maioria, por pessoas com mais de 60 anos de idade. Se você, como eu, quer envelhecer bem, a jornada começa agora, combinado?

Mas o que leva uma pessoa a apresentar sobrepeso ou ser considerada obesa?

Antes de tudo, gostaria de lembrar que, por um longo periodo da história da humanidade, ser obeso ou ter sobrepeso era considerado sinônimo de beleza. Quem se lembra das pinturas renascentistas, como a eterna *Monalisa*, de Leonardo da Vinci? Foi um período em que o belo era valorizado com base nessa estética de pessoas gordas.

Trago isso à nossa memória, pois, de fato, o conceito de beleza é efêmero; logo, estar obeso ou com sobrepeso nada tem a ver com bonito ou feio. Isso é subjetivo e totalmente fora de contexto. Trata-se, na verdade, de estigmas que a sociedade convencionou quando decidiu que bonito era ser magro. Por que, então, não "podemos" ser obesos? A questão é de vida ou morte. Ou seja: é a sua saúde que está em jogo.

A OMS define sobrepeso e obesidade como o acúmulo anormal ou excessivo de gordura que apresenta risco à saúde. Pode haver diversas causas, desde genética, hereditariedade, até comportamentos alimentares, sedentarismo, distúrbios metabólicos ou, até mesmo, alterações hormonais. E mais: pode haver ainda conexão com aspectos emocionais, que costumam ser verdadeiros gatilhos para compulsões – como as alimentares.

Identificar o que desencadeia isso é o ponto de partida para sair dessa condição. É preciso saber contra quem e o que estamos lutando. Por isso, costumo ensinar aos meus pacientes que uma dieta alimentar é apenas uma das pontas desse *iceberg*. Há outro fator, desconhecido por muitos, denominado inflamação crônica subclínica (ICS). E é sobre ele que eu quero falar com você agora.

Uma das maiores verdades que aprendi durante a pós-graduação é que a obesidade é uma doença crônica associada a um problema silencioso: a ICS, uma condição assintomática que pode durar décadas e completamente desconhecida e/ou ignorada pela maioria dos profissionais de saúde.

A principal característica da ICS está na completa dissociação entre sinais e sintomas: você vive como se a sua saúde estivesse 100% em dia, faz exames básicos que não indicam problema algum e, no entanto, pode estar à beira da morte.

Estudos indicam que 55% dos casos de morte súbita são motivados pela ICS. Mas isso não tem o reconhecimento da comunidade médica, nem mesmo da OMS. Segundo a entidade, é considerado morte súbita (imprevisível) quando a vítima foi vista em "boas condições de saúde" nas 24 horas anteriores e morre de repente, muitas vezes por arritmias em casos com doença coronariana (58%), *overdose* (34%) e doença neurológica (14%), como acidente vascular cerebral isquêmico, hemorragia cerebral e epilepsia. E nos outros casos? As vítimas estavam mesmo em "boas condições de saúde"? Não! Na verdade, estavam doentes há muito tempo, mas "ninguém" foi capaz de identificar o problema.

Na ICS, o nosso sistema imunológico é ativado, porém, como não encontra uma ameaça real para combater, acaba sendo vítima dele mesmo, sofrendo os efeitos adversos desse ciclo alerta-procura-não-acha-desarma, alerta-procura-não-acha-desarma, como um alarme de carro com defeito. Esse processo, acumulado ao longo de anos, é o que pode culminar em problemas para a saúde.

Se você tem dores crônicas, diabetes, obesidade, depressão, ansiedade ou outras doenças crônicas, você pode sofrer de ICS, mesmo que tenha consultado muitos médicos e nunca ninguém tenha identificado nenhuma outra doença.

— Como assim, Doc? Está dizendo que estou doente e não sei? Mas faço *check-up* todos os anos, minha saúde é de ferro. Todos os exames normais. Estou acima do peso, mas é só isso...

Pois é, é só isso mesmo... "Só isso" já significa que você pode estar sofrendo com ICS. Porque não existe essa de estar gordo e saudável. Essa concepção foi desmistificada em 2014 por uma pesquisa da Annals of Internal Medicine, que analisou dados de mais de 61 mil pacientes em 8 anos de estudos. Os cientistas concluíram que a obesidade já é uma doença. A pessoa pode não ter alterações nos exames laboratoriais, mas está doente.

Então, acreditar que está acima do peso, mas está bem porque os exames médicos dizem, é um erro. A Escola de Medicina do Centro Médico Wake Forest

Baptist, nos Estados Unidos, publicou, no início de 2020, um estudo que mostra que as pessoas com índice de massa corporal (IMC) igual ou superior a 30 têm risco maior de sofrer acidente vascular cerebral (AVC) e de desenvolverem doenças cardiovasculares e diabetes, mesmo que, aparentemente, não tenham nenhum problema de saúde.

E tudo isso é agravado pela ICS, tabagismo, alcoolismo, sedentarismo, estresse, poluição ambiental, infecções crônicas, má alimentação etc. Em resumo: um estilo de vida inadequado leva à ICS, e a pessoa morre sem nem saber que poderia evitar.

Outro agravante é o consumo de certos alimentos, como gorduras nocivas e o excesso de carboidratos. Isso leva a um acúmulo de gordura corporal, e o tecido adiposo passa a secretar constantemente citocinas. Essas substâncias são fundamentais para a resposta inflamatória, favorecendo a cicatrização de feridas.

É o que eu explicava anteriormente: o corpo produz citocinas para tratar uma ferida que não existe, e a produção exagerada e desnecessária de citocinas pró-inflamatórias causa distúrbios metabólicos/hormonais e desencadeia reações no sistema imunológico que podem danificar qualquer órgão do corpo – geralmente, mais de um.

Os órgãos mais vulneráveis a esse processo provocado pela ICS são o intestino, as articulações, os hormônios e o sistema vascular. Todos esses sistemas são atacados por anos a fio, sem que o organismo apresente sintoma algum, sem alterar exames de laboratório (glicemia, colesterol, triglicerídeos), nada!

É uma doença crônica que tem tratamento, mas muitas vezes não é tratada devido à falta de conhecimento dos profissionais de saúde em fazer o diagnóstico correto. Por isso, é muito importante buscar a correta condução do tratamento da obesidade, por exemplo, identificando a manifestação desses sinais silenciosos da ICS, intervindo no estilo de vida e revertendo a situação para evitar outras doenças ou mesmo a morte súbita.

No caso da obesidade, há ainda um grande estigma social, porque a pessoa "veste" a doença todos os dias, o que tem repercussões psicológicas sérias, retroalimentando o problema: a pessoa é gorda porque se sente inferiorizada, e é socialmente inferiorizada porque é gorda.

Você precisa ter consciência de que o problema existe, você tem uma doença grave, mesmo que o seu médico e todos os exames laboratoriais digam o contrário, mas você precisa acreditar na sua capacidade de reverter essa situação.

— E como fazer isso, Doc?

Para evitar danos a longo prazo, é preciso avaliar a intensidade, a velocidade e a agressividade do processo inflamatório. Se você procurar um médico especialista, ele pode fazer um diagnóstico mais assertivo e determinar as melhores terapias (que devem sempre ser personalizadas) para reverter o quadro e ajudar a garantir qualidade de vida.

Por exemplo: é possível detectar a ICS por meio de alguns exames de sangue, como o de proteína C reativa ultrassensível, verificando ferritina, fibrinogênio, VHS, triglicérides, insulina e homocisteína. Quando você está inflamado(a), aparecem alterações nesses exames, as quais um especialista consegue detectar. Mas tem de ser um profissional treinado, porque o que ocorre é que os valores de referência utilizados como padrão pelos laboratórios estão longe de representar a realidade.

Antes de mais nada (sempre digo isso, e se você me acompanha em minhas redes sociais, já deve ter percebido), é fundamental ter consciência do problema e se manter motivado(a) perante seus objetivos, inclusive no emagrecimento.

Quero que, a partir de agora, você passe a se olhar no espelho e reconhecer em si suas qualidades.

Nada de focar no problema, pois um dos nossos maiores sabotadores é exatamente dar maior importância para o que vai mal, e não para as ferramentas que temos para encontrar uma solução. É preciso parar e olhar o "copo meio cheio", sabe?

Você pode, você consegue!

Não estamos fadados a estigmas ou limitações às nossas próprias fraquezas. Não somos doentes, obesos. Somos pessoas com dores e sonhos.

Lembre-se: você não está sozinho(a). Neste exato momento, milhares de pessoas lutam para manter a perda de peso. Você pode sair dessa condição. Você não é um número sobre uma balança. Procure suporte, reavalie o que pode fazer de diferente, abandonando velhos hábitos. Mantenha em sua vida apenas o que lhe traz coisas boas. Elabore estratégias que contenham metas realistas, para que você possa conseguir controlar o seu peso.

Liberte seu corpo para ele ser o que merece ser: sua melhor versão!

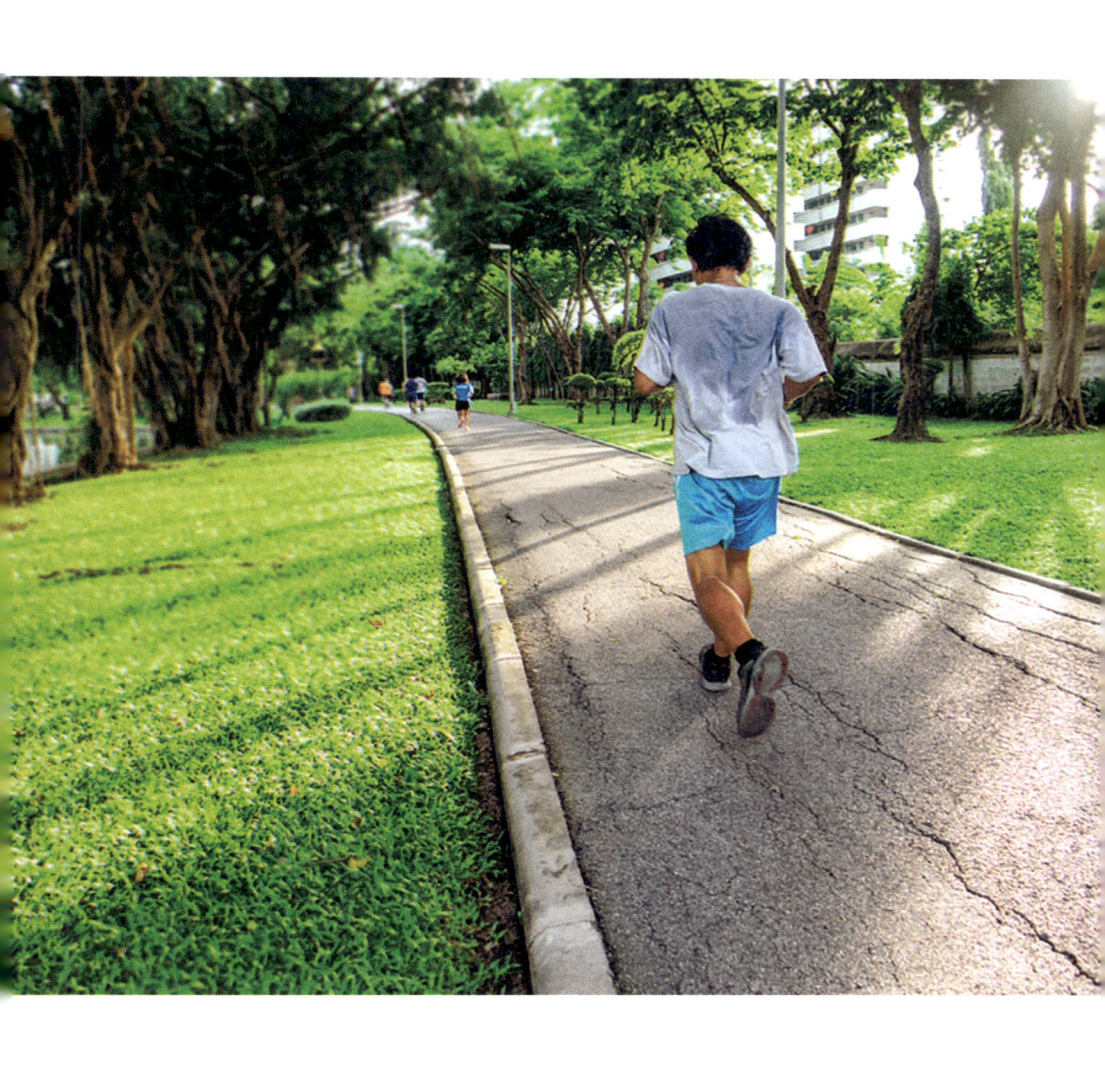

CAPÍTULO 4

COMENDO EMOÇÕES

"Fome na alma, comida nenhuma acalma."

Autor desconhecido

Se você já abriu a geladeira para pensar ou recorreu à comida quando estava triste, ansioso(a) ou, até mesmo, para celebrar alguma conquista... você vivenciou na pele o estado da chamada "fome emocional" ou psicológica.

Se você consultar o dicionário, verá que fome (do latim *faminem*) é o nome dado à sensação pela qual o corpo percebe e avisa que necessita de combustível para se manter vivo. Mas, diferentemente da fome física, ou seja, a fisiológica, que consiste na necessidade de o corpo ingerir nutrientes por meio de alimentos para "abastecer" sua engrenagem, a fome emocional está conectada às nossas emoções.

Saber diferenciar a fome emocional da fisiológica pode ser realmente desafiador, e eu quero ajudar você nesse processo.

Um dos indicadores que você pode começar a observar é se recorre à comida em momentos de tristeza, ansiedade, alegria ou qualquer outro sentimento. Nessas situações, geralmente você irá procurar por "comidas reconfortantes", como doces, massas, lanches... pode reparar que dificilmente "afogaremos as mágoas em um pé de alface ou brócolis". Nosso corpo, motivado por nossa mente, que por sua vez é onde geramos nossas emoções, dá o sinal de que precisamos suprir algo. Geralmente, um vazio... a questão é que se trata de um espaço que não é a comida que irá preencher. Mas, sim, a gestão das emoções.

A fome física é muito diferente disso; ela surge de forma gradual: você está praticando alguma atividade (mesmo que esteja se esforçando à frente da TV, gastando lá suas 140 calorias por hora) e começa a sentir algum desconforto, que em princípio não identifica o que seja. Sente o estômago vazio, o que aumenta de forma constante e progressiva até que (se não se alimentar) você comece a sentir fraqueza ou até dor de cabeça. Essa fome é física e é boa. Mas você precisa saber a diferença entre uma e outra antes de entrar nessa luta.

Saiba identificar	
Fome física	Fome emocional
Surge e cresce progressivamente;	Aparece de repente – "do nada";
Sensação de estômago vazio;	Vontade de comer alimentos específicos, como doces;
Acaba quando come;	Você come "tudo" e continua faminto(a);
	Pode vir acompanhada de sentimentos como tristeza e ansiedade.

A gestão das emoções é um dos componentes que considero essenciais no processo de emagrecimento. Quando não controlamos esse aspecto de nossa natureza, podemos nos tornar compulsivos. Essa fome emocional pode afetar tanto mulheres quanto homens. E, em se tratando da sociedade em que vivemos, em que condições como ansiedade e depressão se tornaram "comuns", essa fome psicológica tornou-se uma das propulsoras do aumento de casos de obesidade e sobrepeso. Ou seja, uma vilã na vida de quem quer emagrecer ou manter o peso.

PENSAMENTO GORDO

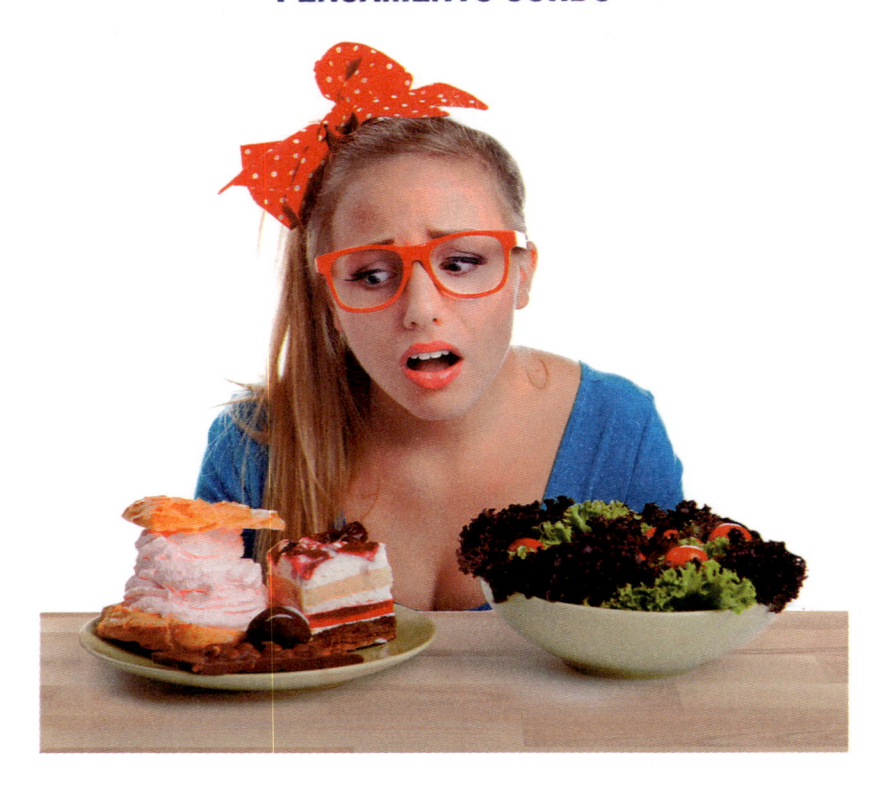

Essa ilustração é uma brincadeira da internet que eu peguei emprestada aqui, porque achei muito legal e mostra bem o que é "pensar gordo". A psicoterapia nos ensina que nos alimentamos geralmente motivados pelos sentimentos, e não pela razão. O que pensamos e a forma como pensamos se refletem diretamente nos sentimentos e vice-versa, e isso molda nosso comportamento diário, nossos costumes, nossas relações sociais e familiares... Tudo.

Isso fica muito claro quando pensamos nas coisas que nos dão prazer. Geralmente o prazer está ligado a algum alimento altamente calórico, e nunca a saladas, frutas, legumes, sucos naturais, não é? Se você pensar nos momentos felizes, numa reunião com amigos ou família etc., vai se lembrar sempre de doces, lanches, *pizzas*, churrasco, mesa farta, refrigerantes e bebidas alcoólicas – geralmente em exagero. Ou você alguma vez reuniu os amigos no fim de semana para comer uma boa salada de alface e tomar suco de beterraba com laranja?

Acho que nunca. Isso mostra como nossa mente e nossos hábitos, incluindo nossas relações sociais, estão ligados à alimentação.

Se você está assistindo à televisão, "sente fome" por um doce ou salgadinho tipo *chips*; se está muito frio, pensa num pão de queijo quentinho, num bolo, torta. Se teve um dia tão difícil, resolve: "mereço comer o que quiser", ou "mereço comer este chocolate". A vida segue, e você sempre arranjando uma desculpa para fazer valer o que está sentindo e nunca o que realmente necessita: "Ah, isso é tão calórico", "Vou comer porque é de graça", "Esse rodízio de pizzas tem que valer a pena", "Vou comer mais um pouquinho, porque tá muito gostoso" e por aí vai...

Isso é pensar gordo. Esses pensamentos são sabotadores da sua dieta porque justificam irracional, ou sentimentalmente, o excesso de comida e induzem o comportamento. Se você perceber que pensa muito em comida e que isso pode estar inclusive atrapalhando nas suas atividades rotineiras – você para o que está fazendo para "beliscar alguma coisa" –, tente modificar esse hábito, porque você pode estar usando os alimentos como "muleta" para lidar com a tristeza, o tédio, a raiva etc.

Vou lhe contar um segredo, que a essa altura você já deve até ter percebido: perder peso começa com um cérebro que pensa magro e está ligado diretamente à saúde emocional.

E quando eu falo em "pensar magro", estou dizendo que você deve ter consciência do que está comendo e por quê, sempre, não importa o que estiver fazendo.

— Ah, Doc, já tentei, não consigo...

Tudo na vida é uma questão de querer, mas querer com toda a vontade, ter um objetivo, um sonho (e não falo daquele da padaria, hein?). Você sabe que, se realmente quer mudar, se você tem esse sonho, tem o potencial de mudar sua vida e consegue fazer isso, desde que deseje e aja de fato nesse sentido.

"Ah, eu não consigo" é uma atitude pessimista que te sabota. Lembre-se sempre: **eu quero... eu posso... eu vou...**

A menos que você tenha alguma disfunção hormonal ou algum problema de saúde (e espero que tenha sido diagnosticado e esteja sendo tratado), não emagrecer tem relação direta com falta de determinação e disciplina.

E, se você está saudável, busque ajuda profissional e comece a trabalhar seu psicológico. Motive-se! Pense nas recompensas de estar no peso ideal e alegre-se por poder praticar atividade física. Em vez de encarar os exercícios como tortura, tenha pensamentos de gratidão. Aqui vão algumas recomendações práticas que podem ajudar você a gerir sua fome emocional.

Mindful eating: quando come, você mantém sua atenção onde? No seu prato, ou no que está ao seu redor? O *mindful eating* consiste em prestar atenção plena naquilo que está comendo. Essa é uma prática que recomendo para quem quer emagrecer. Por exemplo: você almoça porque é meio-dia e todos os seus colegas de trabalho param para almoçar. Você está com fome, realmente? É possível que não, mas, se "está na hora", então você tem que comer.

Aí você pensa: "Não estou com fome, mas vou comer só um pouquinho".

Só que, dependendo do local onde se alimenta (um restaurante, por exemplo), pode haver uma grande disposição de alimentos, todos muitos calóricos e apetitosos. E você esquece que seu estômago disse que estava bem, não precisava de quase nada, e começa a comer.

Do seu lado, senta-se um colega de trabalho que começa uma conversa, sobre o chefe mal-humorado, por exemplo. Essa conversa lhe traz sentimentos ruins, dos problemas da empresa, você se distrai comendo e conversando... E repete uma, duas, três vezes, e ainda come um docinho de sobremesa (vou falar sobre isso mais à frente). Quando vê, já se empanturrou...

Quando você come acompanhado, conversando, além de aumentar em até 90% as chances de comer além do necessário (e comer emocionalmente), você se distrai e acaba não mastigando direito a comida, o que provoca uma série de outros problemas: você come além da conta porque, quanto mais rápido engole, maior é a quantidade de comida necessária para lhe trazer saciedade; logo, o exagero leva ao ganho de peso. Isso acontece porque, quando a comida chega ao estômago, são produzidos vários hormônios, dois deles (também vou falar sobre hormônios mais à frente; você vai entender melhor) a grelina e a leptina, que informam ao cérebro que estamos nos alimentando e quando o tanque está cheio. A questão é que demora até 20 minutos para que essa informação vá do estômago ao cérebro (e em 20 minutos tudo pode mudar!). Se você come rápido, conversando, sem mastigar direito, e se deixa levar pelas emoções que essa conversa lhe traz, imagine o quanto vai comer em 20 minutos?

É aí que mora o problema. Por isso é muito importante tomar alguns cuidados na hora das refeições. Não estou dizendo, com isso, que você deva se isolar e comer sozinho(a) num canto; não precisa ser radical, mas o momento da alimentação deve ser tranquilo, para dar tempo de o organismo reconhecer que os alimentos estão chegando, do contrário você não vai perceber quando está satisfeito(a).

Portanto, pense antes de comer. Ingerir qualquer coisa no modo automático é a pior coisa que se pode fazer. Se você estiver trabalhando, assistindo à TV ou fazendo qualquer outra atividade e "sentir fome", pare, analise o que seu estômago está dizendo, a situação que você está vivendo, e só depois decida por se levantar e ir à geladeira ou não (melhor não!).

Outra dica é: beba água, muita água. A água é muito importante para o corpo. Além disso, tomar água antes de uma refeição tem o mesmo efeito do que comer um prato de salada: ou seja, aumenta a sua saciedade e o(a) ajuda a comer menos. Durante as refeições, já não é tão aconselhável, porque a água pode provocar distensão abdominal. Outros líquidos, como suco, refrigerante ou bebida alcoólica, nem pensar! Estes aumentam as calorias da refeição e ainda tendem a causar fermentação, que pode gerar gases e outros problemas.

Outra das recomendações mais importantes: nada de comer em momentos de tensão. Usar a refeição como forma de relaxar não faz bem ao corpo. Isso porque, quando estamos nervosos, o corpo está cheio de hormônios que nos colocam em estado de alerta. O que significa que toda a energia será direcionada para nos proteger da causa do estresse, e não para fazer a digestão. O organismo fará um esforço enorme para absorver os nutrientes. Logo, espere se acalmar, para depois comer.

Quando Fernando Pessoa criou a reflexão "Tenho em mim todos os sonhos do mundo", estou convicto de que ele não se referia aos famosos "sonhos de padaria". Brincadeiras à parte, o que quero dizer é que todos temos dentro de nós um turbilhão. Somos feitos de sonhos e emoções. Portanto, aprender o que desencadeia cada uma dessas emoções e como impactam em nossas ações pode fazer a diferença em nossa vida. Você é mais forte do que imagina!

CAPÍTULO 5

DIETAS: O QUE E QUANDO COMER

"Para emagrecer e conquistar mais saúde, é preciso reaprender a comer. Deixar de lado os ultraprocessados e inserir comida de verdade no prato!"

Dr. Adalho Fregona

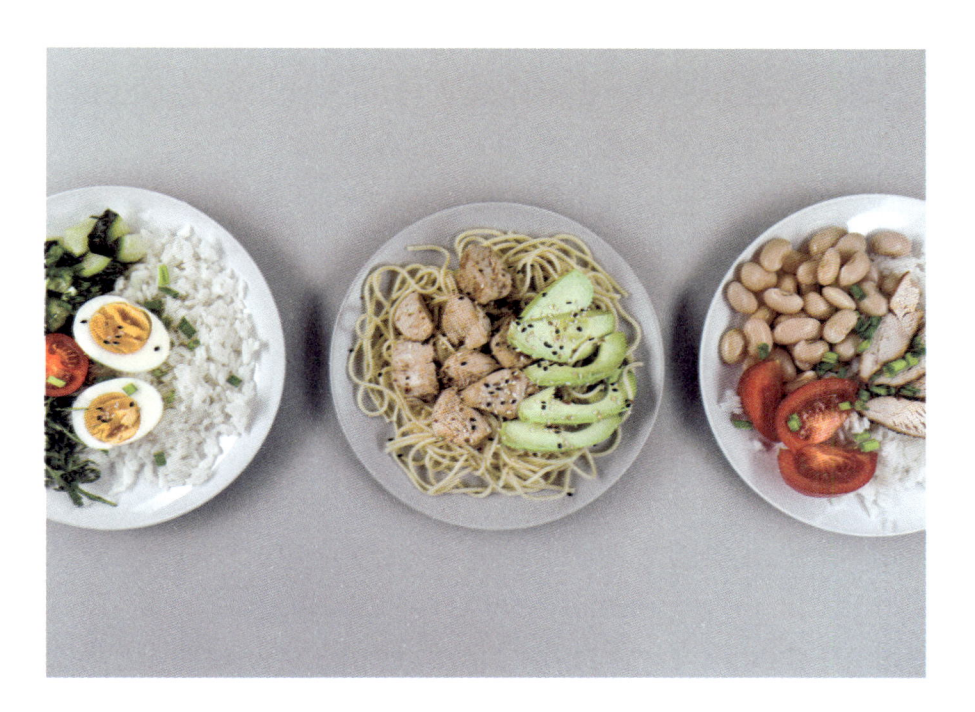

4 TIPOS DE DIETAS PARA VOCÊ CONHECER, PRATICAR E MELHORAR A SUA RELAÇÃO COM A COMIDA E CONTRIBUIR COM O SEU PROCESSO DE EMAGRECIMENTO

VLCD

Quando o assunto é alimentação, comida de verdade deve ser a lei. Para ter uma alimentação saudável, não é preciso inventar muito. Basta retirar os ultraprocessados e incluir alimentos naturais, como vegetais, carnes e cereais. E, se nesse processo você estiver em busca de emagrecimento, uma boa alternativa pode ser a dieta VLCD.

Trata-se de uma dieta de calorias muito baixas (do inglês *very-low calorie diet*). Muito popular no exterior, como em países da Europa e nos Estados Unidos, é uma dieta que prega um consumo máximo de 800 calorias por dia.

São dietas VLCD, por exemplo, a "dieta da Nasa" (também conhecida como dieta do astronauta) e os métodos Dietkal e Pronokal. Nelas o destaque vai para a ingestão de proteínas de alto valor biológico, em contrapartida com quase nenhum carboidrato ou gordura.

Justamente por ser altamente restritiva, não é indicada por muito tempo. O ideal é passar por uma avaliação médica e nutricional antes de realizá-la.

Lista de compras

Como já expliquei, nas dietas VLCD você deve evitar carboidratos e gorduras, privilegiando a ingestão de proteínas de alto valor biológico. Assim, na hora de realizar as suas compras, busque incluir em sua lista os seguintes alimentos: ovos, frango, iogurte natural, carne vermelha, filé de peixe, salmão, sardinha, frutos do mar, brócolis, broto de feijão, abobrinha, farelo de aveia, laticínios sem gordura, tomate e chás.

08:00 – Refeição 1	Grupo
Pão integral 7 grãos – Nutrella Vitta® (fatia 20 g: 1)	-
Ovo de galinha (unidade: 2)	Aves e ovos
12:00 – Refeição 2	Grupo
Arroz integral cozido (colher de sopa cheia 20 g: 2)	-
Peito de galinha ou frango grelhado/brasa/churrasco (90 g)	Aves e ovos
Tomate (50 g)	-
16:00 – Refeição 3	Grupo
Iogurte natural com mel – Nestlé® (pote 170 g: 1)	-
20:00 – Refeição 4	Grupo
Mandioquinha cozida (50 g)	Hortaliças tuberosas
Patinho grelhado/brasa/churrasco (90 g)	Carnes e vísceras
Brócolis cozido (90 g)	-
Geral	
Quantidade: 620 g	
Energia: 791,90 kcal	
Macronutrientes	
Proteína: 78,02 g (40,34%)	
CHO: 60,19 g (31,12%)	
Lipídios: 24,54 g (28,55%)	

LOW CARB

A dieta *low carb* consiste exatamente no que o próprio nome significa: "pouco carboidrato". É uma dieta baixa em carboidratos e rica em proteínas e gorduras saudáveis. Por isso, pode ser bem indicada para o processo de emagrecimento quanto para o controle de doenças metabólicas, como diabetes tipo 2, obesidade e hipertensão arterial. Isso porque a *low carb* reduz a resistência à insulina, além de melhorar os índices de glicose, triglicérides e outros marcadores ligados a doenças cardiovasculares.

No entanto, é importante destacar que *low carb* não significa *zero carboidrato*. Na dieta *low carb*, é possível ingerir carboidratos, sim, desde que sejam provenientes de fontes saudáveis e em quantidade reduzida; como eu disse anteriormente, a prioridade aqui são as boas gorduras e as proteínas.

Mas como saber quais tipos de carboidratos é possível ingerir? É simples: os carboidratos complexos, que demoram mais para liberar glicose no organismo e proporcionam maior sensação de saciedade do que os carboidratos simples. Além disso, na hora de escolher seus alimentos numa dieta *low carb*, é importante se atentar ao índice glicêmico deles.

O ideal é buscar os alimentos de baixo índice e carga glicêmica, pois demoram mais para serem convertidos em glicose no sangue. Por isso, exclua de sua alimentação os ultraprocessados e refinados e dê preferência aos alimentos crus, integrais, sólidos e ricos em fibras, proteínas (carnes, ovos) e boas gorduras (como óleo de coco e banha de porco).

Lista de compras

Quando fizer suas compras para a dieta *low carb*, evite açúcar, grãos, massas, pães e cereais, dê preferência a alimentos como carne, peixe, ovos, vegetais (principalmente os que crescem acima do solo) e gorduras naturais (como manteiga). Portanto, ao ir ao mercado, invista em alimentos como ovos, queijos, *bacon*, nozes, café preto e frutas *low carb*, como morango, *kiwi*, abacate, goiaba, coco, limão, tangerina e pêssego para o café da manhã. Além disso, adquira vegetais como folhas verdes, abobrinha, brócolis, couve-flor, berinjela, repolho, pepino, tomate, cebola, alho, cogumelo, e também de carnes, frango ou peixe, azeite de oliva e manteiga para as demais refeições.

Preparei três exemplos de cardápios para você colocar em prática a *low carb* em sua rotina!

1.000 kcal	
08:00 – Refeição 1	**Grupo**
Pão integral 7 grãos – Nutrella Vitta® (fatia 20 g: 1)	-
Ovo de galinha (unidade: 2)	Aves e ovos
12:00 – Refeição 2	**Grupo**
Peito de galinha ou frango grelhado/brasa/churrasco (130 g)	Aves e ovos
Tomate (50 g)	-
Alface crespa (50 g)	-
Azeite de oliva (1 colher de sopa, 7,6 mL)	
16:00 – Refeição 3	**Grupo**
Tapioca de goma (20 g)	Farinhas, féculas e massas
Ovo de galinha (2 unidades)	Aves e ovos
Queijo requeijão ralado – Vigor® (10 g)	-
20:00 – Refeição 4	**Grupo**
Mandioquinha cozida (60 g)	Hortaliças tuberosas
Patinho grelhado/brasa/churrasco (100 g)	Carnes e vísceras
Brócolis cozido (50 g)	-
Geral	
Quantidade: 677 g	
Energia: 1.002,98 kcal	
Macronutrientes	
Proteína: 107,55 g (43,77%)	
CHO: 44,16 g (17,97%)	
Lipídios: 47,77 g (38,25%)	

1.200 kcal	
08:00 – Refeição 1	**Grupo**
Pão integral 7 grãos – Nutrella Vitta® (fatia 20 g: 1)	-
Peito de peru defumado – Califórnia Sadia® (fatia média 32 g: 2)	-
Requeijão Danúbio Zero Gorduras® (1 colher de sopa)	-
Queijo Minas frescal (50 g)	-
Misto quente	
12:00 – Refeição 2	**Grupo**
Salmão, sem pele, fresco, grelhado (100 g)	Pescados e frutos do mar
Arroz integral cozido (colher de sopa cheia 20 g: 3)	-
Abobrinha cozida (50 g)	-
16:00 – Refeição 3	**Grupo**
Aveia em flocos finos – Quaker® (25 g)	-
Banana, nanica, crua (1 unidade)	Frutas e derivados
Ovo de galinha (unidade: 2)	Aves e ovos
Panqueca de banana; canela e adoçante dietético a gosto	
20:00 – Refeição 4	**Grupo**
Patinho grelhado/brasa/churrasco (100 g)	Carnes e vísceras
Brócolis cozido (100 g)	-
Azeite de oliva (1 colher de sopa, 7,6 mL)	
Geral	
Quantidade: 771 g	
Energia: 1.206,84 kcal	
Macronutrientes	
Proteína: 113,67 g (37,88%)	
CHO: 67,48 g (22,49%)	
Lipídios: 52,85 g (39,63%)	

1.500 kcal	
08:00 – Refeição 1	**Grupo**
Pão integral 7 grãos – Nutrella Vitta® (fatia 20 g: 2)	-
Atum sólido ao natural – CPC® (120 g)	-
Alface fresca (folha grande 15 g: 2)	-
Tomate (fatia grande 30 g: 1)	-
12:00 – Refeição 2	**Grupo**
Patinho grelhado/brasa/churrasco (120 g)	Carnes e vísceras
Arroz integral cozido (60 g)	-
Feijão, carioca, cozido (50 g)	Leguminosas e derivados
Azeite de oliva (1 colher de sopa, 7,6 mL)	-
16:00 – Refeição 3	**Grupo**
Aveia em flocos finos – Quaker® (30 g)	-
Banana, nanica, crua (1 unidade)	Frutas e derivados
Ovo de galinha (unidade: 3)	Aves e ovos
Panqueca de banana; canela e adoçante dietético a gosto	
20:00 – Refeição 4	**Grupo**
Sobrecoxa de frango assada (130 g)	-
Vinagrete (60 g)	Sais e condimentos
Azeite de oliva (2 colheres de sopa, 7,6 mL)	-
Geral	
Quantidade: 886 g	
Energia: 1.492,70 kcal	
Macronutrientes	
Proteína: 132,67 g (35,98%)	
CHO: 74,94 g (20,32%)	
Lipídios: 71,62 g (43,70%)	

DIETA CETOGÊNICA

Na dieta cetogênica, a ingestão de carboidratos é limitada, o que auxilia o organismo a entrar no processo de cetose, facilitando a perda de peso rápida já no primeiro mês de sua prática. Esse processo ocorre quando há escassez de glicose, a principal fonte de energia do nosso corpo. Como resultado, o organismo passa a produzir corpos cetônicos como fonte de energia, os quais são gerados pela quebra das células de gordura. Esses corpos cetônicos são então transportados para o cérebro e os músculos, garantindo o funcionamento adequado do corpo.

A dieta cetogênica guarda semelhanças com a dieta *low carb*, pois ambas implicam na redução da ingestão de carboidratos na alimentação. No entanto, a principal diferença entre elas é que a dieta cetogênica reduz ainda mais a quantidade desse nutriente, e, para compensar essa diminuição, a dieta propõe um consumo de até 90% das calorias diárias provenientes de gorduras. Ela é caracterizada por ser pobre em proteínas e, especialmente, em carboidratos, com uma ingestão limitada a apenas 50 g por dia (equivalente a uma batata pequena).

Lista de compras

Na dieta cetogênica, é recomendado dar preferência a vegetais como alface, abobrinha, brócolis, chuchu, couve, couve-flor, pepino, tomate, cenoura e quiabo; proteínas como iogurte, ovos, carnes de vaca e de porco; e, principalmente, a inclusão de boas gorduras, como manteiga de amendoim, azeite, abacate, queijo, óleo de coco, peixes gordos, castanhas e nozes.

Opção 1	
08:00 - Refeição 1	**Grupo**
Ovo de galinha (2 unidades)	Aves e ovos
Queijo Minas frescal (50 g)	-
Omelete de queijo; condimentos como cebola, pimentões, tomate, sal e ervas a gosto	
12:00 - Refeição 2	**Grupo**
Alcatra grelhada/brasa/churrasco (100 g)	Carnes e vísceras
Aspargo cozido (50 g)	-
Azeite de oliva (1 colher de sopa, 7,6 mL)	-
16:00 - Refeição 3	**Grupo**
Whey Protein concentrado - marca de sua preferência (30 g)	-
Pasta de amendoim (20 g)	Açúcares e produtos de confeitaria
21:00 - Refeição 4	**Grupo**
Salada de atum tropical (200 g)	-
Castanhas mistas, torradas, com amendoim, sem sal (20 g)	Nozes e sementes
Ingredientes: 100 g de lata de atum em conserva ao natural 1/2 cebola picada 1 colher de sopa de azeite 2 tomates sem sementes em cubos 1 pepino japonês em cubos 2 colheres de sopa de vinagre 1/2 pimentão verde sem sementes em cubos 1 colher de sopa de suco de limão Folhas de alface americana picadas Sal, pimenta-do-reino e cheiro-verde picado a gosto	
Geral	
Quantidade: 567 g	
Energia: 1.013,49 kcal	
Macronutrientes	
Proteína: 84,94 g (33,43%)	
CHO: 24,45 g (9,62%)	
Lipídios: 64,31 g (56,95%)	

Opção 2	
08:00 - Refeição 1	**Grupo**
Queijo tipo muçarela (fatia média 13,5 g: 2)	-
Peito de peru defumado - Califórnia Sadia® (fatia média 32 g: 1)	-
Rap10® integral (1 unidade)	
Crepe de frios; condimentos como cebola, pimentões, tomate, sal e ervas a gosto	
12:00 - Refeição 2	**Grupo**
Filé de frango grelhado (filé médio 140 g: 1)	-
Guacamole (50 g)	-
16:00 - Refeição 3	**Grupo**
Ovo de galinha (3 unidades)	Aves e ovos
Omelete simples; condimentos como cebola, pimentões, tomate, sal e ervas a gosto Café com adoçante dietético e/ou canela a gosto	
21:00 - Refeição 4	**Grupo**
Camarão grelhado/brasa/churrasco (150 g)	Pescados e frutos do mar
Tomate cereja (10 g: 5 unidades)	-
Cebola (fatia grande 10 g: 2)	-
Brócolis cozido (30 g)	-
Pimentão vermelho cozido (30 g)	-
Manteiga com ou sem sal (1 colher de chá)	Laticínios
Geral	
Quantidade: 711 g	
Energia: 992,08 kcal	
Macronutrientes	
Proteína: 109,44 g (44,71%)	
CHO: 31,76 g (12,98%)	
Lipídios: 46,03 g (42,31%)	

Opção 3

08:00 - Refeição 1	Grupo
Ovo de galinha (2 unidades)	Aves e ovos
Bacon (fatia média 15 g: 1)	-
Café tipo expresso (1 xícara)	Miscelânea
Condimentos como cebola, pimentões, tomate, sal e ervas a gosto	

12:00 - Refeição 2	Grupo
Filé mignon grelhado/brasa/churrasco (110 g)	Carnes e vísceras
Brócolis cozido (70 g)	-

16:00 - Refeição 3	Grupo
Aveia em flocos finos - Quaker® (colher de sopa 15 g: 1)	-
Ovo de galinha (1 unidade)	Aves e ovos
Creme de ricota (2 colheres de sopa)	-
Crepe com creme de ricota; condimentos como cebola, pimentões, tomate, sal e ervas a gosto Café com adoçante dietético e/ou canela a gosto	

21:00 - Refeição 4	Grupo
Frango, coxa com sobrecoxa, só carne, cozido, assado (100 g)	Produtos derivados de aves
Cenoura cozida (40 g)	-
Batata inglesa crua (50 g)	-
Brócolis cozido (30 g)	Verduras, hortaliças e derivados

Geral

Quantidade: 645 g	
Energia: 985,51 kcal	

Macronutrientes

Proteína: 86,63 g (35,39%)	
CHO: 27,54 g (11,25%)	
Lipídios: 58,06 g (53,36%)	

JEJUM INTERMITENTE

Você provavelmente já ouviu falar no jejum intermitente (e, mais provavelmente ainda, já o praticou sem nem mesmo saber). Isso porque, como o próprio nome diz, consiste em fazer períodos de jejum alternados com períodos de alimentação (janela alimentar); durante o jejum, são permitidos apenas líquidos que não contenham calorias, como chás e café (sem adoçar!), água e caldo de ossos.

Há diversos protocolos, que podem variar desde 12 horas de jejum até mesmo um jejum integral de 24 horas. É importante salientar que as horas de sono também contam como período de jejum. Assim, nos dias em que você dorme, por exemplo, 8 horas, acorda e não toma café da manhã (apenas um café preto sem açúcar, por exemplo) e depois vai direto para o almoço, após umas 4 ou 5 horas, você já está praticando um dos protocolos de jejum intermitente.

Apesar de ser uma prática milenar – foi realizada por diversas civilizações ao longo da História, podendo estar associada tanto a motivos religiosos como medicinais –, nos últimos anos tem ganhado bastante destaque na mídia como estratégia de emagrecimento e saúde. Isso porque a prática do jejum intermitente traz diversos benefícios; agora vou destacar os principais deles!

Benefícios

Combate o diabetes tipo 2: o jejum intermitente ajuda no tratamento da resistência à insulina (condição que eleva o risco do desenvolvimento do diabetes tipo 2), além de ser benéfico para o pâncreas – órgão que secreta insulina e tem suas funções prejudicadas em pessoas com diabetes.

Reduz o risco de doenças cardíacas: pode ajudar na redução da pressão arterial, dos triglicérides e das inflamações em geral, contribuindo para a prevenção de doenças cardíacas.

Auxilia no emagrecimento: com o estresse da vida moderna, é comum que muitas pessoas descontem suas angústias e frustrações na comida. Além disso, a crença de que devemos comer a cada três horas faz que nosso corpo se habitue a estar sempre "beliscando" algumas coisas – muitas vezes, calóricas e ricas em açúcar e farinha refinada. Ao praticar o jejum, você "muda a chave". Assume o controle sobre sua alimentação, construindo uma rotina adaptada à sua janela alimentar. Assim, fica mais fácil não apenas manter uma alimentação saudável, como também realizar a restrição calórica – que é responsável pelo emagrecimento.

Diminui a inflamação no organismo: quando estamos em jejum, nosso corpo começa a converter gordura em fonte de energia. Esse mecanismo contribui para diminuir a inflamação no organismo, reduzindo os níveis de gordura no sangue e, assim, promovendo para um organismo mais saudável.

Reparo celular: além de tudo isso, o jejum estimula um processo chamado autofagia, que é basicamente uma "limpeza" celular que remove células velhas e/ou defeituosas, contribuindo para a prevenção de doenças neurodegenerativas como o Alzheimer.

Agora que você conhece os principais benefícios do jejum intermitente, vamos compreender melhor como funcionam os protocolos mais difundidos dessa prática.

Protocolos

Simples: esse tipo de jejum é o que comentei que você, provavelmente, já deve ter feito – mesmo que nunca tenha ouvido falar em jejum intermitente! Consiste em ficar 12 horas em jejum e ter uma janela de alimentação de 12 horas. Se você quer experimentar o jejum, essa pode ser uma boa forma de se acostumar com a ideia de praticá-lo!

Iniciante: como o próprio nome diz, é um protocolo iniciante, que consiste em ficar 14 horas em jejum e ter uma janela de alimentação de 10 horas. Você pode, por exemplo, terminar de jantar às 19 horas e ficar de jejum até às 9 do dia seguinte. Simples, não?

Leangains: o protocolo Leangains consiste em ficar 16 horas em jejum e ter uma janela alimentar de 8 horas. Esse já é um protocolo considerado intermediário, que potencializa a queima de gordura, pois com esse período a glicose vai se esgotando e o corpo começará a queimar gordura como "combustível". Quer uma dica? Experimente treinar em jejum durante esse protocolo, pois pode aumentar ainda mais a queima de gordura!

Guerreiro: consiste em ficar 20 horas em jejum, o que aumenta ainda mais a queima de gordura pelo corpo – principalmente se você associar à dieta *low carb*, o que colabora para a cetose!

Jejum longo: é bem avançado, consistindo em ficar 24 horas em jejum. Costuma ser realizado entre duas e três vezes na semana e potencializa todos os benefícios do jejum, principalmente a autofagia.

O que você precisa saber antes de iniciar o jejum intermitente

De modo geral, qualquer pessoa pode praticar o jejum intermitente – sobretudo se estivermos falando de algum protocolo iniciante. Mas, caso você tenha alguma condição prévia de saúde, esteja grávida ou amamentando, procure um médico para orientação individual.

Além disso, há um fato importantíssimo que você precisa saber antes de iniciar o seu jejum. De nada adianta ficar horas sem se alimentar, limpando seu organismo, e na hora de sua janela de alimentação optar por alimentos de baixa qualidade nutricional, como *fast food*, ultraprocessados etc.

Imagine comigo que você acabou de fazer uma superfaxina em casa, passou horas limpando cada cantinho, deixando seu lar arrumado e perfumado. Você gostaria de receber uma visita que chegasse com os sapatos cheios de barro, sujando tudo o que você acabou de limpar? Não, certo? Agora, traga essa analogia para o seu corpo. Ao fazer o jejum intermitente, você está limpando seu organismo e promovendo saúde; não faz sentido algum, então, na hora de se alimentar, colocar para dentro do seu corpo alimentos que vão lhe fazer mal!

Quebre seu jejum com alimentos saudáveis, dê preferência a comida de verdade. Uma proteína, uma gordura saudável ou até mesmo alguns vegetais. Quem manda é você. Isso mesmo. A escolha aqui é toda sua. E são as suas escolhas que vão determinar o sucesso ou não da sua busca por uma vida mais saudável!

Referências

1. ALIREZAEI, M.; KEMBALL, C. C.; FLYNN, C. T.; et al. Short-term fasting induces profound neuronal autophagy. Autophagy, v. 6, n. 6, p. 702-10, 2010.

2. BARNOSKY, A. R.; HODDY, K. K.; UNTERMAN, T. G.; VARADY, K. A. Intermittent fasting vs daily calorie restriction for type 2 diabetes prevention: a review of human findings. Translational Research, v. 164, n. 4, p. 302-11, 2014.

3. BOWES, P. Can giving up food make you work better? BBC, [S.l.], [acesso em dezembro de 2021]. Disponível em: <http://www.bbc.com/capital/story/20160930-can-giving-up-food-make-you-work-better>.

4. BREDESEN, D. E. Reversal of cognitive decline: A novel therapeutic program. Aging (Albany NY), v. 6, n. 9, p. 707-717, 2014.

5. DE CABO, R.; MATTSON, M. P. Effects of Intermittent Fasting on Health, Aging, and Disease. New England Journal of Medicine, v. 381, n. 26, p. 2541-51, 2019.

6. GRUNDLER, F.; PLONNÉ, D.; MESNAGE, R.; et al. Long-term fasting improves lipoprotein-associated atherogenic risk in humans. European Journal of Nutrition, v. 60, n. 7, p. 4031-44, 2021

7. HAYWOOD, C. J.; PRENDERGAST, L. A.; PURCELL, K.; et al. Very low calorie diets for weight loss in obese older adults—a randomized trial. Journals of Gerontology Series A: Biological Sciences and Medical Sciences, v. 73, n. 1, p. 59-65, 2017.

8. MATHEW, R.; KARP, C.; BEAUDOIN, B.; et al. Autophagy Suppresses Tumorigenesis Through Elimination of p62. Cell, v. 137, n. 6, p. 1062-75, 2009.

9. QUICLET, C.; DITTBERNER, N.; GÄSSLER, A.; et al. Pancreatic adipocytes mediate hypersecretion of insulin in diabetes-susceptible mice. Metabolism, v. 97, p. 9-17, 2019.

10. SATO, J.; KANAZAWA, A.; MAKITA, S.; et al. A randomized controlled trial of 130 g/day low-carbohydrate diet in type 2 diabetes with poor glycemic control. Clinical Nutrition, v. 36, n. 4, p. 992-1000, 2017.

11. SELLAHEWA, L.; KHAN, C.; LAKKUNARAJAH, S.; IDRIS, I. A Systematic Review of Evidence on the Use of Very Low Calorie Diets in People with Diabetes. Current Diabetes Reviews, v. 13, n. 1, p. 35-46, 2017.

12. WIKSTRAND, I.; TORGERSON, J.; BOSTRÖM, K. B. Very low calorie diet (VLCD) followed by a randomized trial of corset treatment for obesity in primary care. Scandinavian Journal of Primary Health Care, v. 28, n. 2, p. 89-94, 2010.

CAPÍTULO 6

HORMÔNIOS, MEDICAMENTOS E MANUTENÇÃO DO PESO

"Os hormônios governam nossa biologia, governam nossa fisiologia, governam o equilíbrio homeostático e, portanto, governam nossas vidas."

Dr. Ítalo Rachid

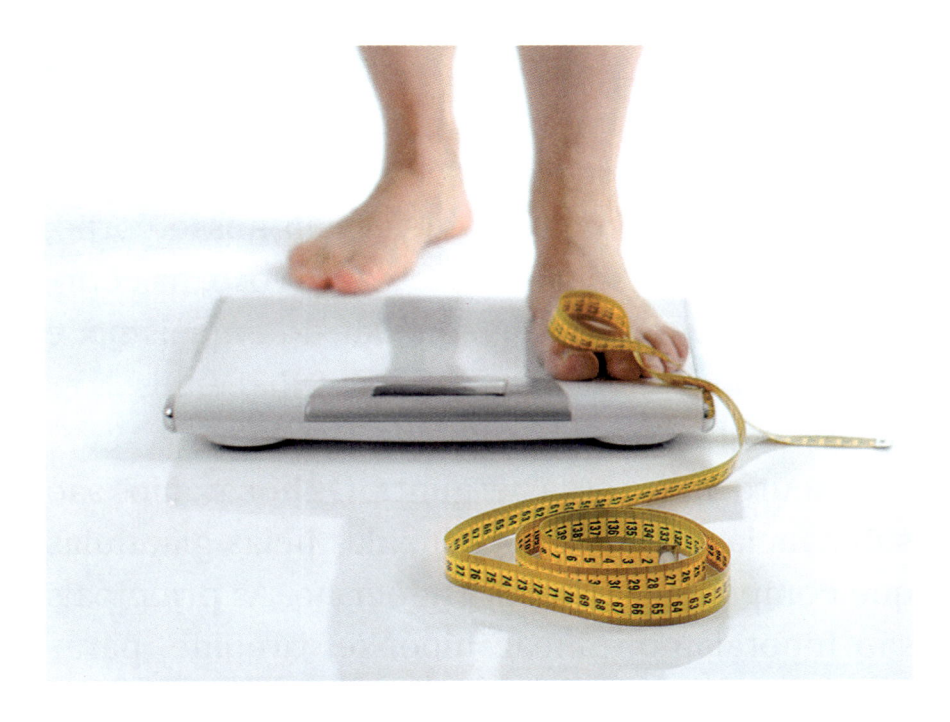

Você dorme ou deixa de dormir porque eles assim decidem; fazem seu sistema reprodutor trabalhar ou não; te dão ou tiram sua libido. Ou seja:

você perde o tesão pela vida ou se levanta de manhã com a faca nos dentes, preparado(a) para encarar o mundo, seja qual for a situação de estresse...

Eles metabolizam o que você come e determinam se você vai engordar ou emagrecer, quer você queira ou não. E ainda influenciam seu humor e comportamento, determinando se você vai ser uma pessoa gentil ou agressiva; se você será másculino ou feminino, e isso sem levar em conta a sua fisiologia sexual.

Tudo isso é controlado pelo chamado sistema endócrino, que produz os cerca de 50 tipos diferentes de hormônios que governam nosso corpo, agindo inclusive sobre o sistema nervoso, na coordenação e regulação das funções do organismo, e determinando como e quando envelhecemos...

— E o que são os hormônios, Doc?

Escuto muito essa pergunta. Os hormônios são substâncias químicas produzidas pelas glândulas que compõem o sistema endócrino. As principais são hipotálamo, pineal, hipófise, tireoide, paratireoides, suprarrenais, pâncreas e as glândulas sexuais (ovários e testículos). Como exemplos de alguns hormônios do corpo humano, temos o hormônio do crescimento (GH), antidiurético

(ADH), tiroxina (T4), adrenalina, glucagon, insulina, estrogênio, progesterona, prolactina e testosterona.

Os hormônios são mensageiros que levam informações pelo sangue no corpo todo, direcionando o que cada célula deve fazer.

Se queremos emagrecer – **e queremos!** –, precisamos compreender a fisiologia hormonal, porque isso vai nos ajudar a entender como o nosso organismo funciona em harmonia, já que os hormônios influenciam fatores como crescimento, metabolismo, funcionamento celular e saúde dos órgãos.

Muitos dos problemas que levam à obesidade e ao sobrepeso podem estar relacionados a desequilíbrios hormonais. Inclusive sua determinação em se manter focado(a) no regime e nos exercícios físicos. Fadiga, depressão, estresse, falta de desejo sexual, alterações no humor, dificuldade para controlar o peso, problemas para dormir, entre muitos outros, podem estar relacionados à deficiência ou ao excesso de hormônios e podem provocar doenças que inclusive levam à morte.

Você provavelmente já ouviu falar de alguns hormônios, sejam eles estrogênio, progesterona, prolactina ou testosterona. Mas talvez não saiba a extensão de suas ações. Um bom exemplo é a chamada TPM, tensão pré-menstrual, que é resultado direto dessas substâncias. Sabe-se que de 70% a 80% das mulheres percebem alterações no corpo e/ou no humor antes de menstruar.

Ansiedade, choro fácil, aumento de apetite, compulsão alimentar, retenção de líquidos e dor de cabeça são algumas das alterações enfrentadas pelas mulheres e relacionadas ao período. Tudo isso ocorre porque hormônios sexuais, que também atuam no sistema nervoso central, precisam ter sua produção e liberação alteradas para que a menstruação ocorra, o que gera alterações comportamentais.

Já que estamos falando de emagrecimento, uma glândula fundamental é a tireoide, responsável pela produção dos hormônios triiodotironina (T3) e tiroxina (T4), capazes de provocar mudanças no metabolismo e, logo, no comportamento.

A tireoide ajuda a regular os batimentos cardíacos, o crescimento dos cabelos e das unhas, o funcionamento do sistema digestivo, a nossa temperatura e o nosso metabolismo.

Falando sobre alimentação, as interações do corpo para equilibrar apetite, fome e saciedade são extremamente complexas e envolvem diversos hormônios como a grelina, o GLP-1, o GIP e a leptina, além da insulina e o glucagon, que regulam os níveis de glicose no sangue.

A grelina, conhecida como o hormônio da fome, é produzida principalmente pelo estômago, e sua secreção aumenta quando o estômago está vazio, estimulando a sensacão de fome no cérebro. Quanto mais elevada for a produção de grelina, maior será a sua concentração no sangue e, consequentemente, maior será a sensação de fome.

Por outro lado, o GLP-1, produzido pelo intestino, é responsável por enviar ao cérebro sinais para regular o apetite e a saciedade. O GLP-1 dura em média 2 minutos na corrente sanguínea, rapidamente degradado por uma enzima chamada DPP-4. Atuamente, existem medicamentos que imitam o GLP-1, ajudando no processo de emagrecimento.

Outro hormônio associado à fome é a leptina, produzida pelo tecido adiposo. Em pessoas com excesso de peso, os níveis de leptina tendem a ser elevados. Entretanto, na obesidade, pode ocorrer uma diminuição na sensibilidade à leptina (semelhante à resistência à insulina no diabetes tipo 2), resultando na incapacidade de detectar saciedade mesmo com altos estoques de energia e níveis elevados de leptina.

O que sabemos é que certos alimentos que estimulam o sistema nervoso central (como aqueles ricos em cafeína), juntamente com a prática de exercícios físicos e a manutenção de uma dieta saudável são atitudes que podem interferir na quantidade de hormônios no corpo, afetando o ganho ou perda de peso, entre outros aspectos. No entanto, ajustar essa sintonia hormonal requer muita sensibilidade médica. Muitas pessoas acabam recorrendo a fórmulas ou medicamentos para emagrecer como uma solução rápida para o excesso de peso, porém, além do risco de "efeito sanfona" (ganho e perda de peso em um curto período), desregulam a fisiologia hormonal, e causar sérios danos à saúde.

SETE "EMAGRECEDORES" QUE PODEM SER PERIGOSOS

Diuréticos: agem eliminando líquidos temporariamente, sem afetar gordura. Isso resulta em uma perda de peso temporária, causada pela redução excessiva de fluidos corporais e desidratação muscular. **ALERTA:** idosos ou pessoas com alguma doença crônica podem sofrer perda de mineirais importantes para o organismo, com possibilidade de cãibras, baixa excessiva da pressão arterial e até arritmias cardíacas.

Laxantes: frequentemente incluídos em fórmulas para combater a prisão de ventre causada pelos inibidores de apetite, os laxantes promovem apenas perda de peso temporária, graças à eliminação de resíduos do corpo, o que pode ser benéfico em certa medida. **ALERTA:** podem piorar o funcionamento intestinal em longo prazo, descamar a mucosa dos intestinos e causar distúrbios hidroeletrolíticos.

Anfetaminas e seus derivados: como femproporex, anfepramona e mazindol, têm a função de inibir o apetite. O Brasil é o maior consumidor de anfetaminas do mundo! **ALERTA:** podem levar à dependência e são responsáveis por uma série de efeitos colaterais, como insônia, irritabilidade, boca seca, alterações de humor, taquicardia e hipertensão arterial.

Tranquilizantes: incluem diazepam, bromazepam, clobazam, clonazepam, usados para comtrabalançar os efeitos dos derivados de anfetamina e reduzir a ansiedade comum em pessoas obesas. **ALERTA:** o uso excessivo de calmantes e medicamentos para emagrecimento pode comprometer a saúde física e mental.

Antidepressivos: frequentemente utilizados com a mesma finalidade dos tranquilizantes. A fluoxetina, por exemplo, tem efeito importante na diminuição do apetite após dias ou semanas de uso. Podem ser usados quando há aquela "fome emocional". **ALERTA:** podem causar dependência e diminuir a libido.

Termogênicos: os mais comuns incluem fenilpropanolamina, efedrina, aminofilina e cafeína. São substâncias que aumentam a produção de calor, acelerando o metabolismo. **ALERTA:** podem provocar efeitos colaterais no sistema cardiovascular, como taquicardia, hipertensão arterial, alterações de humor e sudorese excessiva.

Hormônios tireoidianos: geralmente administrados em altas doses, devido ao seu efeito significativo na perda de peso. **PERIGO:** podem provocar doenças crônicas da tireoide, além de taquicardia, arritmias severas, hipertensão arterial, sudorese importante, nervosismo, alterações de humor, entre outros.

O funcionamento adequado do sistema endócrino é crucial para garantir boas noites de sono, peso estável, melhora do metabolismo e das capacidades físicas e uma longevidade mais saudável. Para alcançar esses objetivos a endocrinologia e a medicina do esporte, oferecem valiosas contribuições para a fisiologia hormonal.

Ao estudarmos esses aspectos, percebemos que o bem-estar emocional, intelectual, social, profissional e espiritual vai além da simples vontade individual. Construir o corpo dos sonhos requer uma abordagem holística da saúde, integrando corpo, mente e emoções, em sintonia. E tudo isso é uma via de mão dupla: você pode estar engordando por ter um problema hormonal, e pode ter um problema hormonal por estar engordando.

Um bom exemplo disso é o estresse.

O estresse é uma resposta física do nosso organismo a estímulos externos.. Quando nos sentimos estressados, nosso corpo interpreta como um sinal de ataque e liga o modo "lutar ou fugir", liberando uma mistura complexa de hormônios e substâncias químicas como adrenalina e cortisol, para preparar o nosso corpo para a resposta física.

Pode parecer ruim, mas a princípio não é.

— Como assim, doutor? Não entendi...

O que eu quero que você entenda é que o medo e o estresse são parentes muitos próximos, que influenciam fortemente nosso sistema imunológico. Não sei se você já percebeu ou se já passou por isso, mas é comum sentir os efeitos de um estresse intenso alguns dias depois que o evento ocorre. Por exemplo, se você enfrenta um problema de saúde sério, se envolve em um acidente de carro ou descobre que um membro da família está doente. Depois de dois ou três dias, é possível começar a sentir sinais de apatia, fraqueza e até mesmo sintomas semelhantes aos de um resfriado, gripe ou outra condição semelhante. Essa reação é bastante comum e pode ser uma manifestação do impacto do estresse no corpo.

É o seu sistema imune reagindo àquela situação, e você nem percebeu.

Atualmente isso é muito, mas muito intenso, não é? Estamos sendo bombardeados por notícias ruins, pela mídia, praticamente 24 horas por dia. São assuntos graves, como falta de leito nos hospitais, assassinatos, roubos etc., e essas notícias nos estressam e fazem baixar nossa imunidade, aumentando o risco de doenças oportunistas.

— E como combater essa reação, se ela é automática, Doc?

A minha sugestão é sempre praticar exercícios físicos, procurar por boas notícias ou assuntos que nos motivem, meditação, terapia... Não importa como fazer ou onde você vai fazer, mas **faça**! (sempre acompanhado(a) de algum profissional da área). E não me venha com aquela velha história de que não tem tempo! O tempo é a gente quem faz! Está muito atarefado(a)? Separe um pouquinho: 30 minutos, que sejam – 30 minutinhos, todos os dias. Fazer exercício já vai te ajudar muito, mas muito mesmo! Você vai ver como melhora seu dia e dá um *up* em sua qualidade de vida.

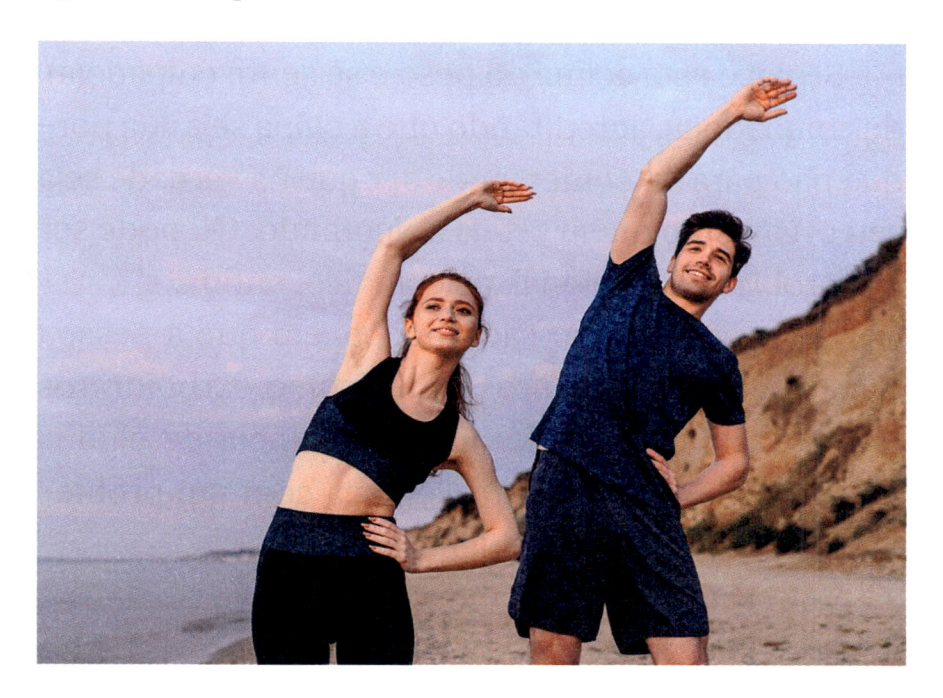

RECADINHO DO DOC:

Você não precisa receber orientação profissional para começar a emagrecer, basta querer! Mas, se quiser resultados mais consistentes, sim! Procure um especialista!

Se você está acima do peso e se sente culpado(a), desanimado(a), acreditando que a culpa seja sua porque não para de comer, pode ser que na verdade seja seu organismo quem esteja boicotando. Ou pode ser um problema hormonal, psicológico, enfim...

Já vi casos, e não são poucos, em que a pessoa tem "vício" em alimentos ruins, como carboidratos e açúcar, por causa de uma deficiência de alguns nutrientes no organismo. Começa com um probleminha, que vira um problemão.

Vou frisar: quando você decidir que precisa perder peso, procure um médico. Ele vai ajudar você a identificar o que está prejudicando seu emagrecimento, a localizar a deficiência de nutrientes, minerais ou níveis hormonais – se for o caso, a recondicionar seu pensamento para mudar seu estilo de vida etc.

Se o seu médico não fizer isso, me chame, que dou um jeito. Porque esses preparativos são fundamentais.

Então, claro: mentalize nosso mantra:
Eu quero! Eu posso! Eu consigo!
Vamos ajudar nosso corpo nessa tarefa...

CAPÍTULO 7

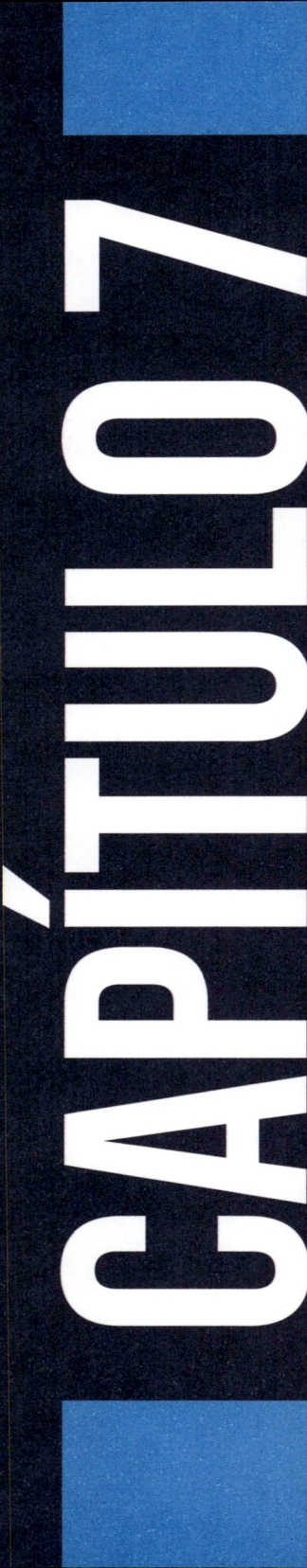

INTESTINO: ENTENDA COMO O SEU SEGUNDO CÉREBRO IMPACTA EM TODA A SUA SAÚDE

"Nunca se desculpe por acreditar na sua intuição – seu cérebro pode pregar peças, seu coração pode ficar cego, mas seu intestino está sempre certo!"

Rachel Wolchin

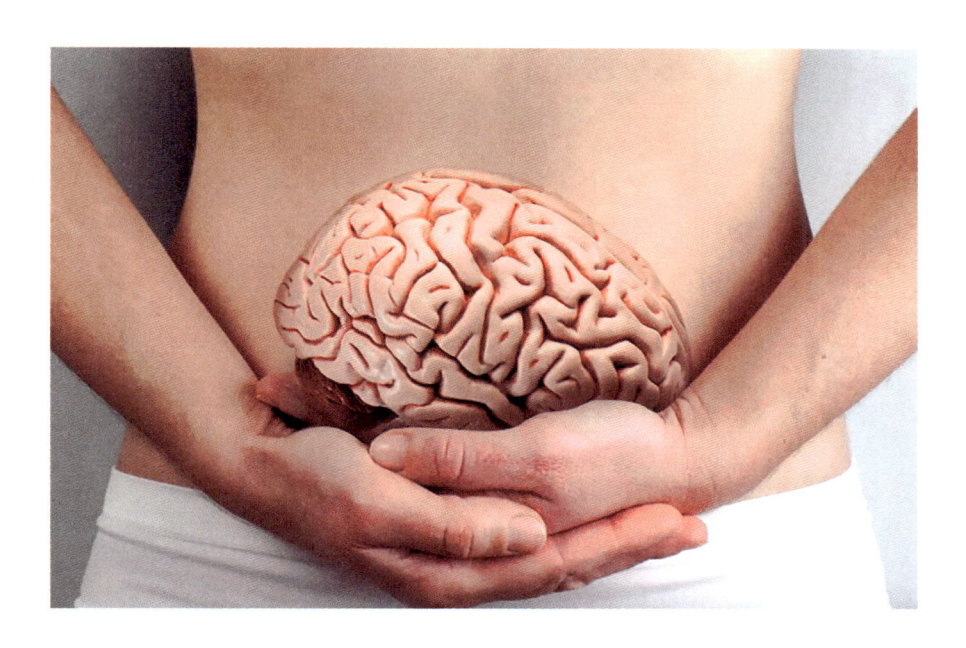

Você sabia que a função do nosso sistema digestivo vai além do ato de processar aquilo que ingerimos? Na realidade, a cada ano novos estudos demonstram como o intestino pode influenciar diversas áreas da nossa saúde, seja ela física ou mental. Mas, para compreender melhor isso, precisamos antes entender o que é o intestino e que outros papéis ele realiza em nosso organismo. Vamos lá?

O intestino é dividido em delgado e grosso, sendo o delgado responsável pela absorção da maior parte dos nutrientes, enquanto o intestino grosso se concentra na absorção de água. Isso é o que costumamos aprender na escola. Mas o que nem todos sabem é que o intestino é muito mais do que isso. Ele contém cerca de meio bilhão de neurônios (para se ter ideia, são mais neurônios do que os presentes em nossa espinha dorsal), capazes de agir de maneira independente do sistema nervoso cerebral (SNC).

Isso mesmo. Diferentemente dos demais órgãos de nosso corpo, o intestino consegue funcionar sozinho, de maneira autônoma, tomando suas próprias decisões, sem esperar que o cérebro lhe diga o que fazer. No entanto, ele se comunica com o SNC por meio dos sistemas simpático e parassimpático, criando uma intensa conexão entre o cérebro e intestino.

Por isso, muitos cientistas costumam chamá-lo de "segundo cérebro". E esse cérebro independente é habitado por uma complexa comunidade de microrganismos (principalmente bactérias), capazes de influenciar nosso bem-estar. Sim, nosso intestino está repleto de bactérias, e antes que você se assuste, saiba que isso não é necessariamente ruim. Na realidade, é completamente natural termos bactérias em nosso intestino, e cada vez mais a ciência se debruça em descobrir como elas podem impactar nossa saúde.

As bactérias nem sempre são nocivas. Boa parte delas é fundamental para o organismo. Aliás, você sabia que temos mais bactérias do que células em nosso corpo?

Nossa microbiota, isto é, a população de microrganismos que vive em nosso organismo, está em boa parte alojada em nosso sistema digestivo, ajudando na digestão dos alimentos e interagindo com a nossa saúde. Esse entendimento é, de certa forma, recente em nossa história, por isso carece de mais estudos para que possamos compreender melhor e criar terapêuticas.

Foi só em 2011 que se conseguiu demonstrar esse mecanismo pela primeira vez. Pesquisadores da Universidade Cork, na Irlanda, fazendo um experimento em ratos de laboratório, descobriram que bactérias da espécie *Lactobacillus rhamnosus* eram capazes de alterar o comportamento desses animais. Eles chegaram a essa conclusão após dividirem os ratos em dois grupos e alimentarem um grupo com iogurte contendo a bactéria em questão e outro grupo com iogurte sem a bactéria. Os resultados foram surpreendentes. Os animais que ingeriram o iogurte com a bactéria dobraram a disposição para nadar e atravessar labirintos, além de ficarem mais relaxados.

Mais recentemente, em 2020, pesquisadores da Universidade de Oxford, na Inglaterra, descobriram que a composição e a diversidade da microbiota intestinal estão associadas a fatores como variação de humor e sociabilidade. É importante salientar, também, que cerca de 80% a 90% da serotonina presente em nosso corpo está alojada em nosso trato gastrintestinal. A serotonina é um neurotransmissor responsável por diversas funções no organismo, atuando desde o peristaltismo intestinal (movimentos involuntários que ocorrem no intestino, visando empurrar o bolo alimentar) até a regulação do humor. Assim, são cada vez mais comuns estudos que analisam as diferenças na microbiota intestinal de pessoas com transtornos mentais, como depressão e ansiedade.

Mas não é apenas em nosso humor, por meio da microbiota e da produção de neurotransmissores, que o intestino pode interferir. Ele também está associado ao nosso sistema imunológico. Composto por diferentes moléculas, células, tecidos e órgãos, esse sistema está espalhado por todo o nosso corpo, mas boa parte das células que o compõem é encontrada em nosso intestino. Por isso, cuidar da sua saúde intestinal é também a chave para aumentar sua imunidade e evitar doenças.

Publicado na prestigiada revista científica Science, em 2018, um estudo descobriu que as reações de doenças autoimunes (como lúpus) estão intimamente associadas a uma bactéria encontrada no intestino, a *Enterococcus gallinarum*. A resposta autoimune ocorre, de acordo com o estudo, quando essa bactéria migra para outros órgãos, como o fígado e os gânglios linfáticos. Isso pode servir para, no futuro, desenvolverem tratamentos que poderão melhorar a vida das pessoas com doenças autoimunes.

O intestino é, então, o seu segundo cérebro, que atua na digestão e absorção de nutrientes, síntese de neurotransmissores, e ainda faz parte do sistema imunológico. Mas, se você pensou que para por aí, está enganado(a)! Ele ainda atua como barreira contra substâncias do mundo exterior que poderiam lhe fazer mal, "filtrando" e fazendo a excreção desses compostos, ajudando na realização de uma espécie de desintoxicação do organismo.

E, se o intestino é tão importante assim, como é que podemos cuidar dele para que ele funcione corretamente? Isso é o que quero abordar com você agora. Afinal, somente com uma saúde intestinal forte você poderá ser verdadeiramente saudável, ter energia para realizar seus sonhos e conquistar seus objetivos. Ademais, já sabemos que o intestino está relacionado com o nosso humor e saúde mental; por isso, quanto mais você cuidar dele, mais estará se prevenindo contra o estresse, a ansiedade e a depressão.

COMO CUIDAR DO SEU INTESTINO

O seu intestino (ou o seu "segundo cérebro") merece toda a atenção possível nessa jornada por mais qualidade de vida. Inclusive, convido você a parar por alguns instantes e refletir sobre o que o seu intestino está querendo dizer para você. Conforme vimos, ele tem um grande impacto em nossa saúde, por isso mesmo está a todo instante nos dizendo se está bem ou mal. É preciso, apenas, saber ouvir! Será que você tem escutado o seu intestino?

Comece pensando em como ele reage à sua rotina alimentar. Você sente que, ao ingerir os alimentos que costuma comer, seu intestino fica bem ou dá "recados", como estufamento, gases, diarreia e constipação? Se esse for o caso, é fundamental que estude os alimentos que anda ingerindo, pois pode haver algo de errado em sua alimentação. Além disso, atente-se às manifestações em seu humor. Aquela enxaqueca que lhe causa irritação pode ter explicação naquilo que seu intestino está digerindo.

Inclusive, há todo um grupo de doenças que estão relacionadas à saúde do intestino. Trata-se das doenças inflamatórias intestinais (DII), que englobam a doença de Crohn, a retocolite ulcerativa, as colites indeterminadas etc.; são doenças crônicas que inflamam os intestinos em variadas intensidades e podem gerar diversos sintomas, como cólicas intestinais, dores no abdome, cansaço, sangramento retal e até mesmo dores nas articulações, fraqueza, problemas hepáticos, pancreáticos e renais, bem como inflamação nos olhos.

As DII acometem aproximadamente 5 milhões de pessoas em todo o mundo, e, de acordo com a Sociedade Brasileira de Coloproctologia (SBCP), a maioria dos acometidos por essas doenças são jovens entre 20 e 40 anos. Por isso é fundamental que você cuide da sua saúde intestinal, tanto como forma de evitar doenças como de colaborar com o tratamento delas.

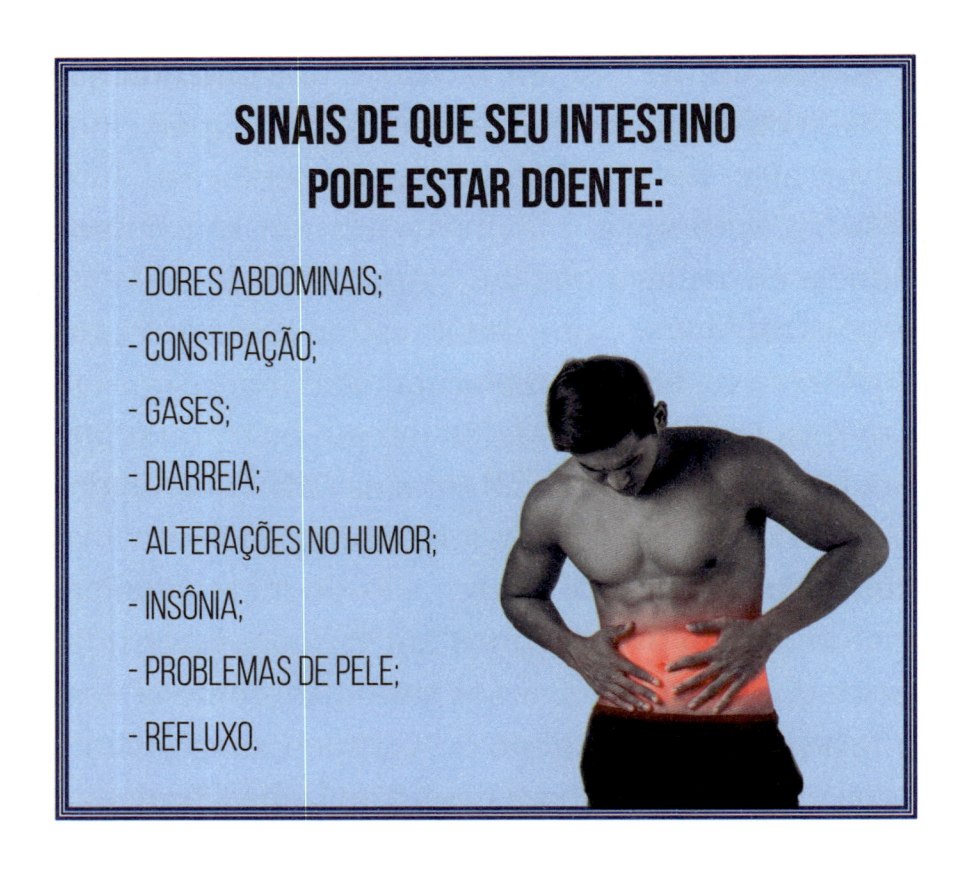

SINAIS DE QUE SEU INTESTINO PODE ESTAR DOENTE:

- DORES ABDOMINAIS;
- CONSTIPAÇÃO;
- GASES;
- DIARREIA;
- ALTERAÇÕES NO HUMOR;
- INSÔNIA;
- PROBLEMAS DE PELE;
- REFLUXO.

E o que é que pode interferir de maneira negativa em sua saúde intestinal? O principal motivo é uma alimentação inadequada. E o que seria isso? Aquela alimentação rica em ultraprocessados, repletos de aditivos químicos para realçar o sabor e conservá-los por mais tempo nas prateleiras de supermercado, além de muito sódio e açúcar. Entre outros problemas, como o aumento da hipertensão arterial, a obesidade e o diabetes, o consumo rotineiro desses alimentos pode levar à inflamação do seu organismo, contribuindo para a deterioração da sua saúde intestinal.

Um estudo da Universidade de Harvard, nos Estados Unidos, por exemplo, descobriu que pessoas que mantêm uma alimentação rica em alimentos inflamatórios (como carne processada, grãos refinados e açúcar) têm maior risco de desenvolverem a doença de Crohn. Por isso, não é difícil compreender que, quanto melhor for a sua alimentação, melhor será a saúde do seu intestino (e de todo o seu organismo!). Mas, então, quais são os alimentos que podem colaborar com o correto funcionamento do intestino? É o que vamos descobrir agora!

Antes de listar qualquer alimento em específico, acredito que seja fundamental reforçar a importância de algo que sempre ouvimos, mas nem todos levamos a sério: beba água! Seu corpo é composto por cerca de 70% de água, e apenas mantendo-se bem hidratado é que seu organismo consegue realizar todas as funções corretamente. No intestino, o baixo consumo de água pode se refletir em evacuação mais difícil, com as fezes ficando ressecadas. Mas, lembre-se de evitar ingerir o líquido durante as refeições. Para uma boa digestão, o ideal é ingerir líquidos após se alimentar.

E, na hora de escolher os alimentos, é importante dar atenção especial aos alimentos fontes de fibras, que ajudam no processo digestório. As fibras são divididas em dois tipos: as solúveis e as insolúveis. Como o próprio nome sugere, as fibras solúveis são as que possuem a capacidade de se misturar na água, formando, assim, uma espécie de gel que aumenta a viscosidade dos alimentos, proporcionando maior sensação de saciedade e ajudando na regulação do trânsito intestinal. É possível encontrar fibras solúveis em diversos alimentos, como os cereais (linhaça, chia, farelo de arroz e aveia), frutas (laranja, banana, limão e maçã), leguminosas (ervilha, lentilha e feijão) e legumes (cenoura, couve-flor e batata). Já as fibras insolúveis não interagem na água e, dessa forma, atuam aumentando o bolo fecal e contribuindo para tornar a eliminação dele mais fácil e rápida. É possível encontrá-las em alimentos como as cascas das frutas, verduras folhosas, feijão e milho.

ALIMENTOS RICOS EM FIBRAS SOLÚVEIS:

AVEIA, BANANA, BATATA, CENOURA, CHIA, COUVE-FLOR, ERVILHA, FARELO DE ARROZ, FEIJÃO, LARANJA, LENTILHA, LIMÃO, LINHAÇA, MAÇÃ.

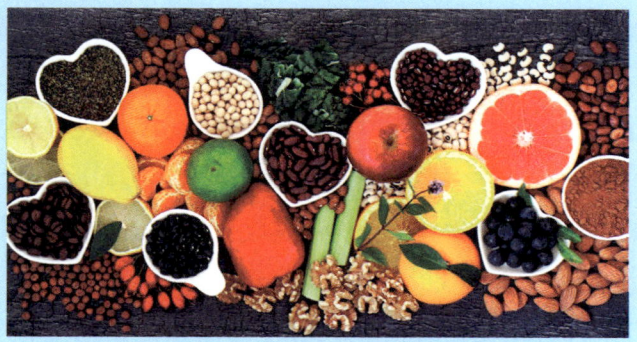

ALIMENTOS RICOS EM FIBRAS INSOLÚVEIS:

ABACATE, AMÊNDOAS COM CASCA, AMENDOIM, AZEITONA VERDE, CASCAS DE FRUTAS, FEIJÃO, LEGUMES COM CASCA, MILHO, VERDURAS FOLHOSAS.

Lembrando que, ao aumentar o seu consumo de fibras, é fundamental aumentar, também, o consumo de água. Outra forma de cuidar da saúde intestinal é investindo nos alimentos prebióticos e probióticos. Enquanto os primeiros são carboidratos não digeríveis, que servem de alimento para as bactérias do intestino, os probióticos são microrganismos benéficos ao intestino, que melhoram a saúde geral do organismo.

Você pode encontrar prebióticos em alimentos como alho, cebola, aveia, banana, raiz de chicória, aspargo, cacau e sementes de linhaça. Já os probióticos são encontrados em iogurtes, *kefir*, *kombucha*, picles de pepino, azeitonas, missô e vinagre de maçã.

Por fim, se você está em busca de cuidar da sua saúde intestinal, há algo que não envolve diretamente a alimentação, mas que é fundamental: exercitar-se! Exercitar-se regularmente traz diversos benefícios para a sua saúde, e um deles é contribuir com o bom funcionamento do intestino. Isso porque, ao se exercitar regularmente, você está colaborando com o movimento do trânsito intestinal.

Além disso, um estudo da Universidade de Illinois, nos Estados Unidos, publicado em 2018 no periódico científico Medicine & Science in Sports & Exercise, concluiu que o exercício físico pode alterar o funcionamento da microbiota. Foram analisados 32 mulheres e homens sedentários, metade com peso considerado saudável e a outra metade obesa. Eles tiveram de se exercitar três vezes por semana, sem alteração na dieta. Após um período de 12 semanas, os cientistas analisaram as amostras de fezes e sangue dos participantes e notaram que a microbiota foi alterada durante o experimento, incluindo alteração nos genes de alguns microrganismos. De acordo com os pesquisadores, houve aumento na quantidade de bactérias que ajudam a reduzir a inflamação intestinal e combater a resistência à insulina.

Sim, o exercício físico pode ajudar a cuidar da sua saúde intestinal, mas ele também pode fazer muito mais. Isso é o que veremos no próximo capítulo!

Referências

1. ALLEN, J. M. et al. Exercise Alters Gut Microbiota Composition and Function in Lean and Obese Humans. Medicine & Science in Sports & Exercise, v. 50, n. 4, p. 747-757, 2018.

2. BRAVO, J. A. et al. Ingestion of Lactobacillus strain regulates emotional behavior and central GABA receptor expression in a mouse via the vagus nerve. Proceedings of the National Academy of Sciences of the United States of America, v. 108, n. 38, p. 16050-16055, 2011.

3. JOHNSON, K. V-A. Gut microbiome composition and diversity are related to human personality traits. Human Microbiome Journal, v. 15, 2020.

4. LO, C. H. et al. Dietary Inflammatory Potential and Risk of Crohn's Disease and Ulcerative Colitis. Gastroenterology, v. 159, n. 3, p. 873-883.e1, 2020.

5. MAIO ROXO: portadores de doenças inflamatórias intestinais são do grupo de risco para Covid-19. SBCP. Disponível em: https://sbcp.org.br/noticias/maio-roxo-portadores-de-doencas-inflamatorias--intestinais--sao-do-grupo-de-risco-para-covid-19/. Acesso em: abril de 2024.

6. MANFREDO VIEIRA, S. et al. Translocation of a gut pathobiont drives autoimmunity in mice and humans. Science, v. 359, n. 6380, p. 1156-1161, 2018..

MOOG, F. The lining of the small intestine. Scientific American, v. 245, n. 5, p. 154-158, 1981.

CAPÍTULO 8

EXERCITE O CORPO, A MENTE E O ESPÍRITO

"A transformação pessoal requer a substituição de velhos hábitos por novos."

W. A. Peterson

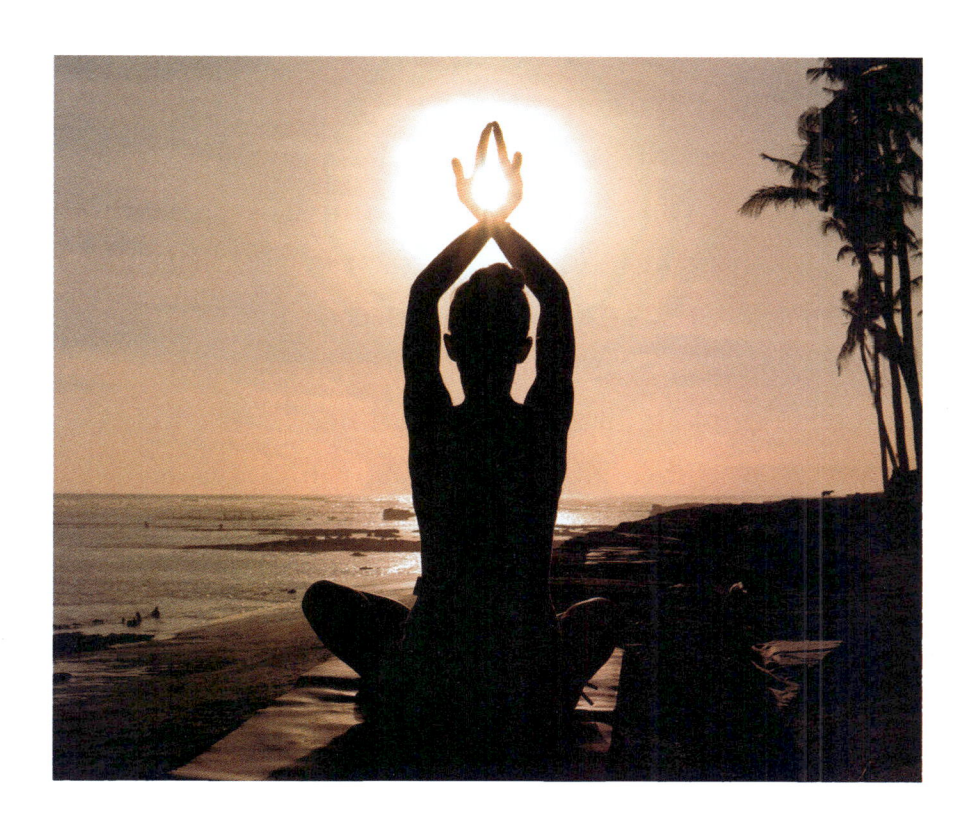

Acredito que, mais cedo ou mais tarde, todo esforço é recompensado em algum momento. Essa crença me permitiu conquistar diversos objetivos ao longo da vida e faz todo o sentido quando o assunto é a adoção de hábitos saudáveis. Afinal, quanto mais você se dedica a eles, quanto mais se esforça em busca de melhorar a saúde, mais e melhores resultados terá. E uma coisa é certa: uma das principais maneiras de atingir o objetivo de uma vida mais saudável é deixar o sedentarismo de lado.

Confesso que é até um pouco assustador dizer isso, mas, de acordo com a OMS, o Brasil é o quinto país mais sedentário do mundo, com 47% da população adulta considerada sedentária. Nosso país fica atrás apenas do Kuwait (67% dos adultos), Samoa Americana (53%), Arábia Saudita (53%) e Iraque (53%). Os dados, retirados de um estudo da OMS publicado no prestigiado jornal científico The Lancet Global Health, mostram ainda que a taxa de sedentarismo é de 40% entre os homens e de 53% entre as mulheres.

O sedentarismo, isto é, a falta de atividade física o suficiente para manter o corpo saudável, está associado a diversas doenças, como obesidade, depressão, diabetes e hipertensão. E pode ser que você nunca tenha parado para refletir sobre isso, mas o repouso prolongado não combina com o ser humano. Nosso organismo é o mesmo da Idade da Pedra, embora muita coisa tenha mudado em nossa rotina desde então. De animais caçadores e coletores, em constante movimento, nos transformamos em animais sedentários, que possuem comida abundante a qualquer momento, bastando pedir por um aplicativo. Isso, com certeza, impactou em nossa saúde. Se por um lado devemos comemorar que nossa expectativa aumentou e conseguimos diminuir as doenças infecciosas, por outro precisamos ter em mente que criamos novos problemas. O sedentarismo, por exemplo, é um deles, e pode ser considerado um dos principais problemas do mundo contemporâneo, fator de risco para diversas doenças, com impacto direto na qualidade de vida.

É por isso que digo que ficar parado não combina com o ser humano, tampouco com saúde! Para aqueles que fazem parte do grupo dos sedentários, pode ser difícil se acostumar com a ideia de se exercitar, mas saiba que é tudo uma questão de constância – nos primeiros dias será, obviamente, mais difícil, mas com o tempo a tendência é que seu corpo comece a se acostumar, a endorfina comece a ser liberada, e você passe a colher os diversos benefícios da prática regular do exercício físico. Isso mesmo. São diversos os benefícios, como você verá a seguir.

Exercitar-se ajuda na saúde óssea e na saúde muscular: tanto a construção quanto a manutenção de ossos e músculos fortes passam pela alimentação, mas dependem também da prática do exercício. Realizar exercícios físicos de fortalecimento muscular, como a musculação, ajuda a aumentar ou manter a massa muscular, além de aumentar a força e a resistência dos músculos. É importante destacar, também, que para uma longevidade saudável ossos e músculos fortes são fundamentais. Conforme envelhecemos, tendemos a perder a massa e a função muscular, o que não apenas prejudica a qualidade de vida, como ainda pode ocasionar lesões.

Um estudo de 2004 da Universidade da Califórnia, publicado no The American Journal of Medicine, concluiu que, quanto maior a massa muscular, menores os riscos metabólicos de doenças e, consequentemente, de risco de morte. Então, se você quiser viver mais (e melhor), já sabe, não é? Exercite-se e cuide da sua saúde muscular!

Exercitar-se colabora com o emagrecimento: se você deseja emagrecer, exercitar-se deve fazer parte da sua rotina. Ao se exercitar, estará acelerando o metabolismo do seu corpo, o que favorecerá o gasto energético e a queima de calorias. Quanto mais intenso o exercício que você praticar, mais calorias queimará. E sabe o aumento da massa muscular, que falei anteriormente? Ele também colabora para deixar o metabolismo mais rápido! Na hora de se exercitar, combine exercícios de força, como musculação, com exercícios aeróbicos, como uma caminhada ou corrida, os quais podem ajudá-lo(a) o alcançar os resultados desejados ainda mais rápido.

De acordo com dados da Pesquisa Nacional de Saúde (PNS) 2019, divulgada pelo IBGE em 2020, o percentual de adultos com sobrepeso no Brasil mais do que dobrou em 17 anos, passando de 12,2% em 2002 para 26,8% em 2019. E, como eu já disse, praticar exercício físico, aliado a uma alimentação saudável, é uma ótima maneira de combater esse problema. Seja você obeso(a) ou não, o fato é que se exercitar pode fazer maravilhas por sua saúde!

Exercitar-se fortalece o sistema imunológico: praticar exercício físico regularmente pode ajudar também a fortalecer o sistema imunológico, pois aumenta a produção de linfócitos (as células de defesa que combatem e destroem os agentes patogênicos). Assim, conforme você se exercita, está melhorando a capacidade do seu corpo de combater infecções, pois também estará estimulando a produção de citocinas, substâncias anti-inflamatórias que têm ação antioxidante.

Exercitar-se ajuda no controle da glicemia e da pressão arterial: a hipertensão arterial é considerada um dos principais fatores de risco para doenças cerebrovasculares, o famoso AVC ou derrame cerebral, e favorece doenças cardiovasculares, como infarto do miocárdio. A boa notícia é que, além de cuidados com a alimentação, o exercício físico, como a caminhada, pode ajudar na redução da pressão arterial. Exercitar-se também colabora com a melhora da circulação sanguínea e o controle do colesterol ruim e triglicerídeos, medidas que ajudam a diminuir o risco de doenças cardiovasculares. Exercitar-se ajuda, ainda, no controle da glicemia, pois melhora a sensibilidade à insulina, reduzindo os níveis de açúcar no sangue.

Exercitar-se melhora o seu humor: os exercícios físicos estimulam a produção de neurotransmissores como a noradrenalina, dopamina e serotonina, as quais atuam na regulação do humor, além de atuarem no apetite, no sono e na memória. Ao se exercitar, você estará melhorando o seu humor, gerando sensação de bem-estar, além de contribuir com um sono de melhor qualidade, o que, indiretamente, também fará você acordar com maior sensação de bem-estar.

Exercitar-se beneficia sua saúde mental: além de melhorar o humor, a prática regular de exercício físico ajuda no alívio dos sintomas de problemas que afetam nossa saúde mental, como ansiedade, depressão e estresse. Ao se exercitar, você também libera endorfinas, que estimulam os sentimentos positivos e reduz, inclusive, a percepção da dor.

O que podemos concluir com tudo isso? Motivos para se exercitar não faltam! Realizar exercícios físicos com regularidade melhora tanto a saúde física como a saúde mental, proporcionando uma vida mais saudável e plena.

Talvez você não goste de academia, mas pode se sair bem em algum esporte coletivo, por exemplo. É tudo questão de testar, até encontrar o exercício ideal para você, levando em conta seus gostos, necessidades e objetivos. Lembre-se, também, de que devemos exercitar não apenas o nosso corpo, mas também a nossa mente e espírito. Como? Invista em atividades que lhe desafiem, aprenda um novo idioma ou uma nova atividade! Medite, ore e pratique pensamentos mais positivos.

Muitas vezes, a vida nos traz desafios que parecem impossíveis, mas não são. Acredite em si mesmo(a), tenha fé em seu potencial. A cada dia você pode se tornar uma versão melhor de si mesmo(a), e acredito que este livro poderá lhe ajudar muito nesse sentido.

Me responda sinceramente: você sente que tem corrido atrás dos seus sonhos? Se sim, saiba que se esforçar faz parte da receita para conquistar seus objetivos, certo? Do contrário, é hora de virar a chave, construir uma mentalidade positiva e colocar em prática tudo o que aprendeu ao longo destas páginas.

Não tenha medo de começar; você pode mais do que imagina! Comece a exercitar agora mesmo, não só o seu físico, mas também toda a sua vontade de ser alguém melhor, mais saudável, mais feliz e realizado(a)!

Referências

1. BRASIL. Ministério da Saúde. IBGE. Pesquisa Nacional de Saúde 2019: Acidentes, Violências, Doenças Transmissíveis, Atividade Sexual, Características do Trabalho e Apoio Social. Rio de Janeiro: IBGE, 2021.

2. CRAFT, L. L.; PERNA, F. M. The Benefits of Exercise for the Clinically Depressed. Primary Care Companion J Clin Psychiatry, v. 6, n. 3, p. 104-111, 2004.

3. FONSECA-JUNIOR, S. J. et al. Physical exercise and morbid obesity: a systematic review. Arquivos Brasileiros de Cirurgia Digestiva (São Paulo), v. 26, Suppl 1, p. 67-73, 2013.

4. FUCHS, F. D.; MOREIRA, D. M.; RIBEIRO, J. P. Eficácia anti-hipertensiva do condicionamento físico aeróbio. Uma análise crítica das evidências experimentais. Arquivos Brasileiros de Cardiologia, v. 61, p. 187-190, 1993.

5. GUTHOLD, R. et al. Worldwide trends in insufficient physical activity from 2001 to 2016: a pooled analysis of 358 population-based surveys with 1·9 million participants. The Lancet Global Health, v. 6, n. 10, p. e1077-e1086, 2018.

6. MARTINSEN, E. W.; MEDHUS, A.; SANDVIK, L. Effects of aerobic exercise on depression: a controlled study. British Medical Journal (Clinical Research Edition), v. 291, n. 6488, p. 109, 1985.

7. MYERS, J. Exercise and cardiovascular health. Circulation, v. 107, p. e2-e5, 2003.

8. SRIKANTHAN, P.; KARLAMANGLA, A. S. Muscle Mass Index As a Predictor of Longevity in Older Adults. American Journal of Medicine, v. 127, n. 6, p. 547-553, 2014.

**INFORMAÇÕES SOBRE NOSSAS
PUBLICAÇÕES E ÚLTIMOS LANÇAMENTOS**

facebook.com/editorapandorga
facebook.com/selovital

instagram.com/pandorgaeditora
instagram.com/vitaleditora

www.vitaleditora.com.br